Die Kraft des Vagus Nervs

Wie Sie durch die Vagusnerv-Stimulation Ihre Selbstheilungskräfte aktivieren und Ihre alltäglichen Beschwerden endlich loswerden können (inkl. Vagus Nerv Übungen)

Haftung für externe Links

Unser Angebot enthält Links zu externen Websites Dritter, auf deren Inhalte wir keinen Einfluss haben. Deshalb können wir für diese fremden Inhalte auch keine Gewähr übernehmen. Für die Inhalte der verlinkten Seiten ist stets der jeweilige Anbieter oder Betreiber der Seiten verantwortlich. Die verlinkten Seiten wurden zum Zeitpunkt der Verlinkung auf mögliche Rechtsverstöße überprüft. Rechtswidrige Inhalte waren zum Zeitpunkt der Verlinkung nicht erkennbar.

INHALT

Einstieg in die Thematik

Wenn Sie diese Zeilen lesen, haben Sie sich für einen Ratgeber über den Vagusnerv entschieden, welcher auch gut als Selbstheilungsnerv des Menschen bekannt ist. Der Vagusnerv ist Teil des zentralen Nervensystems und durch seine starke Verzweigung im ganzen Körper sehr präsent. Er bedient viele Bereiche im Körper und hat demnach auch ein facettenreiches Aufgabenfeld. Dieser Nerv kann als eine Art Stellschraube betrachtet werden, mit Hilfe welcher sich die eigene Gesundheit auf viele verschiedene Weisen positiv beeinflussen lässt. In diesem Ratgeber werden Sie mehr darüber erfahren, wie auch Sie mit dem hier bereitgestellten Wissen so auf Ihren Vagusnerv einwirken, dass sich positive gesundheitliche Effekte für Körper und Geist einstellen. Um vollumfänglich verstehen zu können, welche Mechanismen sich in Ihrem Körper abspielen, gibt es zunächst eine Einführung in das zentrale Nervensystem und den Vagusnerv mit seiner Definition. Haben Sie sich einmal einen Überblick über die Gegebenheiten verschafft, lernen Sie mehr darüber, wie viele verschiedene Behandlungsmöglichkeiten es mit dem Vagusnerv gibt und was dieser besondere Nerv alles für unseren Körper tun kann. Wenn Sie sich einmal diese theoretische Grundlage aufgebaut haben und die Wirkungsweisen des Nervs besser verorten und nachvollziehen können, kommt der Schritt in die Praxis.

Im praktischen Teil werden diverse Anwendungen herausgestellt, die sich auf Körper, Geist und Ernährung beziehen. Die Ihnen zur Verfügung stehenden Lebensbereiche können Sie durch Ihr eigenes Verhalten so nutzen, dass Sie Ihren Vagusnerv zielorientiert aktivieren und stimulieren. Der abschließende Zukunftsausblick und eine kurze Zusammenfassung der Kernaussagen dieses Ratgebers leitet Sie gleichzeitig über zum Lexikon der Fachbegriffe, wo Sie unklare Begrifflichkeiten oder kurz erklärte Fachbegriffe noch einmal in Ruhe studieren und besser verstehen können.

Nun bleibt nichts anderes mehr zu tun, als sich auf diese Wissensreise einzulassen und Ihren Körper noch einmal auf eine ganz neue und gesundheitsfördernde Art kennenzulernen.

Funktion des zentralen Nervensystems und die Einordnung des Vagusnervs

Um gut verstehen zu können, warum der Vagusnerv so wertvoll für unsere Gesundheit und unseren ganzen Körper ist, muss man sich zunächst mit den Ursprüngen, und zwar mit dem Nerv an sich, beschäftigen. Dieses Kapitel dient dazu, Ihnen ein Wissen zum Fachbegriff zu vermitteln und Ihnen eine Einordung des Vagusnervs in den menschlichen Körper zu gestatten. In diesem Zuge wird auch das Nervensystem allgemein angesprochen. Wenn Sie sich diese Wissensbasis einmal angeeignet haben, kann es weitergehen.

VAGUSNERV: DIE DEFINITION

Der paarige Vagusnerv ist der zehnte der insgesamt zwölf Hirnnerven und auch der größte Nerv des Parasympathikus. Dieser Nerv durchläuft fast alle Körperteile, ist ebenso gut in vielen Körpervorgängen vernetzt und damit auch verantwortlich für und beteiligt an einigen Abläufen.

Durch die starke Integration dieses Nervs in den Körper, hat er großes Potenzial für die gezielte Nutzung in Hinblick auf gesundheitsfördernde Mechanismen. Durch die Stimulation des Vagusnervs besteht die Möglichkeit, nicht nur physische, sondern auch psychische und psychosomatische Problematiken zu verbessern oder sogar komplett zu beheben.

Das Wort Vagusnerv wird ursprünglich aus dem Lateinischen von ‚vagari' abgeleitet und bedeutet sinngemäß übersetzt so viel wie herumschweifen oder wandern. Die Bedeutung erlangt der Nerv, weil er so weit im menschlichen Körper verzweigt ist und sich vom Kopf bis zu den Füßen erstreckt. Der Vagusnerv hat einen vegetativen Charakter und beteiligt sich auch an einer Vielzahl von motorischen Steuerungen im Körper. Zudem hat dieser Nerv viele

Faserqualitäten. Einerseits besitzt er somatomotorische Qualitäten, welche die willkürliche Steuerung umfassen. Die somatosensiblen Qualitäten decken die bewusste Wahrnehmung ab und die sensorischen Qualitäten haben ihre Verantwortlichkeit beim Geschmack. [1]

Die Bezeichnung der vegetativen Eigenschaften bezieht sich auf die Art des Nervs im Nervensystem. Ein Nerv wird in älterer Literatur als vegetativ bezeichnet, wenn dieser zum autonomen Nervensystem gehört. Das autonome Nervensystem ist auch das unwillkürliche oder Eingeweidenervensystem. Der vegetative Teil unseres Nervensystems kontrolliert alle Bewegungen im Körper, die unbewusst laufen.

Darunter fällt beispielsweise die Versorgung der glatten Muskulatur von den Blutgefäßen und inneren Organen sowie die Steuerung von Kreislauf, Verdauung und Atmung.[2] Die somatomotorischen Qualitäten des Vagusnervs beziehen sich in diesem Zusammenhang auf die unbewussten Bewegungen der Skelettmuskulatur, welche durch den Vagusnerv gesteuert werden.[3] Die somatosensible Eigenschaft des Vagusnervs stellt sicher, dass der Nerv alle Reize aus der Muskulatur und den Sinnesorganen aufnehmen kann und diese im zentralen Nervensystem weiterleitet.[4] Die sensorische Eigenschaft des Nervs deckt die Funktionalität ab, alle Reize der Sinnesorgane aufzunehmen und weiterzuleiten.

Die sensorischen Wahrnehmungen umfassen also Hören, Sehen, Riechen, Schmecken und den Gleichgewichtssinn.[5]

Durch seine Eigenschaft als längster der zwölf Hirnnerven fungiert der Vagusnerv auch als eine Art Kommunikationsverbindung zwischen Herz, Lunge, dem gesamten Bauchraum und Gehirn. Hirnnerven unterschieden sich

---

[1] Mayer, Katharina: Vagusnerv für Einsteiger: Der Selbstheilungsnerv: Ängste überwinden, innere Blockaden lösen und innere Ruhe finden, 1. Aufl., 2019, https://content-select.com/media/moz_viewer/5e5e4a2f-1820-4b23-a46a-6359b0dd2d03/language:de, S. 2–3.

[2] Vegetatives Nervensystem: in: Lexikon der Neurowissenschaft, o. D., https://www.spektrum.de/lexikon/neurowissenschaft/vegetatives-nervensystem/13542 (abgerufen am 20.04.2021).

[3] Antwerpes, Frank/Frank Antwerpes/Bijan Fink/Jannik Blaschke: Somatomotorisch, in: DocCheck Flexikon, o. D., https://flexikon.doccheck.com/de/Somatomotorisch (abgerufen am 20.04.2021).

[4] Antwerpes, Frank/Frank Antwerpes/Bijan Fink/Jannik Blaschke: Somatosensibel, in: DocCheck Flexikon, o. D., https://flexikon.doccheck.com/de/Somatosensibel (abgerufen am 20.04.2021).

[5] Antwerpes, Frank: Sensorisch, in: DocCheck Flexikon, o. D., https://flexikon.doccheck.com/de/Sensorisch (abgerufen am 20.04.2021).

grundsätzlich von allen anderen Nerventypen, weil diese die eingehenden Informationen deutlich komplexer weiterleiten können. Hirnnerven sind in der Lage, die eingehenden motorischen Informationen mit Entspannungsreaktionen zu verknüpfen.

Dadurch, dass der Vagusnerv im Hirnstamm ganz nah bei den dritten, siebten und neunten Hirnnerven liegt, kann dieser die Entspannungssignale durch die körperliche Nähe der Nerven in sich aufnehmen und diese an alle Bereiche des Körpers aussenden, mit denen er verbunden ist. Der Hauptnerv des Parasympathikus steht also für Regeneration, Ruhe, Erholung und Entspannung. Der Nerv kann den Körper durch seine Fähigkeiten in den Zustand versetzen, der auch Heilungsprozesse ermöglicht. Entwickelt hat sich der Vagusnerv aus den Nerven des 4. bis 6. Kiemenbogens.[6] Die Aktivität des Vagusnervs wird mit Hilfe des vagalen Tonus ermittelt.

Ein Tonus bezeichnet immer den Spannungszustand der betreffenden Körperstruktur und gibt in diesem Kontext also an, wie stark der Vagusnerv angespannt oder aktiviert ist beziehungsweise, wie stark dieser gerade arbeitet.[7] Durch die Herzfrequenzvariabilitätsanalyse besteht die Möglichkeit, genau diesen vagalen Tonus sichtbar zu machen und die Aktivität des Nervs zu messen.[8]

PLATZ IM ZENTRALEN NERVENSYSTEM UND AUFGABEN DES VAGUSNERVS

Wie schon im definierenden Kapitel über den Vagusnerv angeschnitten, befindet dieser sich im autonomen Teil des zentralen Nervensystems. Der autonome Teil ist wiederum zweigeteilt in den Sympathikus und den Parasympathikus, in welchem man letztendlich auch den Vagusnerv einordnen kann. Um den Platz des Hirnnervs besser verstehen zu können, wird im Folgenden näher auf die

---

[6] Wildbolz, Barbara: Der Nervus vagus – unser Ruhe-Nerv: und seine Bedeutung in der Craniosacral-Therapie, Diplomarbeit, Osteopathie, Deutschland: Schule für Craniosacrale Osteopathie Rudolf Merkel, 2014, S.11

[7] Antwerpes, Frank: Tonus, in: DocCheck Flexikon, o. D., https://flexikon.doccheck.com/de/Tonus (abgerufen am 20.04.2021).

[8] Mayer, 2019, S. 3.

Struktur des autonomen Nervensystems eingegangen und der Vagusnerv dann eindeutig verortet.

Sympathikus und Parasympathikus

Der Sympathikus und der Parasympathikus lassen sich anatomisch klar voneinander unterscheiden, jedoch sind die letztendlichen Aktivitäten beider Teile in den vernetzten Zielorganen schwer voneinander zu trennen. Um eine bessere Charakterisierung der Funktionalität vornehmen zu können, orientiert man sich an den Zeitpunkten, zu denen die beiden Komponenten aktiv sind. Der Parasympathikus ist stärker zu Ruhezeiten aktiv und steuert alle ruhigeren Alltagsaktivitäten, wie beispielsweise die Verdauung. Der Sympathikus hingegen ist besonders in Stresssituationen aktiv.

Der Parasympathikus deckt also plakativ gesprochen eher die ‚rest and digest'-Funktionen ab, während der Sympathikus eher die ‚fight-or-flight'- Reaktionen bedient. Wenn eine extreme Stresssituation entsteht, bereitet sich der Körper vor, indem die Blutzirkulation anders gesteuert wird.

Die Herzfrequenz steigt, sodass die Gliedmaßen mit ausreichend Blut und Sauerstoff für die Aktivität versorgt werden, die betroffenen Blutgefäße werden geweitet, die Leber beginnt mit der Produktion von Glucose und das Blut des Verdauungstraktes strömt in die Skelettmuskulatur, weil die Verdauung in einer lebensbedrohlichen Situation keine Priorität hat. Die extreme Aktivierung des Sympathikus geschieht durch den Hypothalamus (die Hirnanhangsdrüse). Falls Sie sich jemals wegen quietschender Reifen oder einem lauten Knallen erschrocken haben, können Sie auch nachvollziehen, wie schnell das Nervensystem auf so eine Bedrohungssituation reagiert. Dass der sympathische Teil des Nervensystems aktiviert wird, bedeutet jedoch nicht gleichzeitig, dass immer alle Nerven unter diese Aktivierung fallen. Normale Alltagsaktivitäten werden aber auch vom Sympathikus gesteuert oder aktivieren diesen.

Grundsätzlich wird beispielsweise der Blutzufluss in die Gewebe vom Sympathikus gesteuert und die übergreifende autonome Steuerung der Körperfunktionen pendelt die Dominanz von Sympathikus und Parasympathikus im normalen Alltag ein. Die beiden Komponenten fungieren also metaphorisch gesehen wie ein Pendel. Es gibt eine ständige Ausbalancierung von entspannteren

Phasen des Parasympathikus und aktiveren Phasen des Sympathikus. Trotzdem funktionieren beide Komponenten auch zeitglich miteinander und gewährleisten alle wichtigen Körperfunktionen gemeinsam in einem Einklang von Spannung und Entspannung.[9]

Der Vagusnerv lässt sich im Gegenspieler des Sympathikus, dem Parasympathikus, verorten und gilt dort sogar als wichtigster Nerv. Für die Gesundheit des Körpers ist es wichtig, dass Stress und Erholung ausgeglichen sind und die berühmte ‚Work-Life-Balance' besteht. Ein wenig Stress kann sich motivierend auswirken, jedoch ist zu viel Stress in vielerlei Hinsicht ungesund für den Körper. Ebenso ist es mit der Erholung.

Das richtige Maß an Erholung gibt unserem Körper genug Ruhe und Heilzustände, um gesund zu bleiben. Leben wir aber immer nur mit Erholung, kann sich auf Dauer eine Trägheit einstellen, welche sich ebenso negativ auswirkt wie Stress. Der Vagusnerv im Bereich des Parasympathikus ist entscheidend für die Erholung, Ruhe und Heilung des Körpers. Je aktiver der Vagusnerv im Körper ist, desto besser sieht es auch mit der Gesundheit aus und auch die Fähigkeit, Stress zu bewältigen, wird durch den Vagusnerv positiv beeinflusst.[10]

Aufgaben des Vagusnervs

Eine große übergeordnete Aufgabe des Vagusnervs ist die Vermittlung zwischen Bauchraum und Gehirn. Dieser Hirnnerv verkörpert praktisch unser Bauchgehirn. Emotionen wie ein mulmiges Gefühl im Bauch, Schmetterlinge im Bauch, Herzklopfen in Angstsituationen oder Herzstolpern in gefährlichen Situationen werden alle maßgeblich durch den Vagusnerv vermittelt und wahrgenommen. Ebenso ist der Vagusnerv dafür verantwortlich, dass Sie sich hangry fühlen. Dieser Begriff ist eine Kombination aus den Wörtern hungry und angry und beschreibt im Wesentlichen die schlechte Laune, welche sich durch zu viel Hunger einstellt.

Der Begriff kann aber auch für den Umstand verwendet werden, wenn Ihnen etwas auf den Magen schlägt, sei es vor Ekel oder vor Wut. Der zehnte

[9] Silverthorn, Dee: Physiologie. Die komplette Physiologie des Menschen in integrativer Darstellung (Pearson Studium - Medizin), 4., aktualisierte, München, Deutschland: Pearson Studium, 2009, S. 542–543.
[10] Mayer, 2019, S. 6.

Hirnnerv wirkt wie die Telefonverbindung zwischen dem Gehirn und dem kompletten Bauchraum und erschafft die Möglichkeit, dass das Gehirn mit dem Bauchgehirn kommuniziert. Andersherum sendet der Vagusnerv auch Informationen vom Bauch an das Gehirn.

Durch die zusätzliche Vernetzung mit dem limbischen System signalisiert der Vagusnerv nicht nur die körperliche Gesundheit, sondern vermittelt auch Informationen über Gefühle und das emotionale Wohlbefinden. Das limbische System ist ein Teil des Gehirns, welcher aus verschiedenen Strukturen besteht. Es steuert die Funktionen von Lernen, Antrieb, Gedächtnis, Emotionen und außerdem auch die Regulation der Verdauung, Nahrungsaufnahme und Fortpflanzung.[11] Zusätzlich zu dieser guten Vernetzung ist der Hirnnerv auch noch schlau. Es muss nicht jedes Signal immer wieder aufs Neue erlernt und interpretiert werden. Hat sich der Nerv und der Rest des zentralen Nervensystems einmal mit einem bestimmten Signal, wie beispielsweise Entspannung, vertraut gemacht, reichen schon die kleinsten Impulse, um das wiederkehrende Signal klar einzuordnen.[12]

Wie Sie bereits erfahren haben, sorgt der Vagusnerv dafür, dass bestimmte Organe ausreichend durchblutet werden, wie beispielsweise der Verdauungstrakt für eine effiziente Verdauung. Zudem hat der Nerv aber auch Schutzmechanismen in petto, die beweisen, was für einen großen Einfluss der längste Hirnnerv auf den gesamten Körper hat. Einer der wichtigsten Schutzreflexe ist der sogenannte Vagusreflex. Dieser wird durch Stress, Angst, starke Schmerzen, den Anblick von Blut oder den Schlag auf den Oberbauch oder Kehlkopf ausgelöst. Der Reflex sorgt dann für eine Weitstellung der Adern, was zu plötzlichem Blutdruckabfall und einer Verlangsamung der Herzfrequenz führt. Daraufhin kann es zu Bewusstseinsstörungen und Blässe bis hin zur Ohnmacht kommen.

Da der Nerv dem Parasympathikus angehört, sorgt dieser auch dafür, dass die Organe nach einer stark sympathischen Aktivität wieder in ihren Ursprungszustand zurückversetzt werden. Hier geht es vor allem darum, die Durchblutung so anzupassen, dass die vorher vernachlässigten Organe wieder

---

[11] Högemann, Astrid/Matthias Schmidt/Frank Antwerpes/Stud.med.dent. Sascha Alexander Bröse: Limbisches System, in: DocCheck Flexikon, o. D., https://flexikon.doccheck.com/de/Limbisches_System (abgerufen am 21.04.2021).
[12] Mayer, 2019, S. 4-5

ausreichend versorgt werden. Dieser Mechanismus findet am häufigsten in der Nacht während längerer Schlaf- oder Ruhephasen statt.

Die Organe, die mit dem Vagusnerv am meisten verbunden sind und den größten Einfluss durch diesen erfahren, sind unter anderem Leber, Herz, Nieren, Magen, Milz, Dünndarm und der größte Teil des Darms allgemein. Außerhalb dieser parasympathischen Tätigkeiten kümmert sich der Vagusnerv durch seine motorischen Fasern um die bewusste Motorik des gesamten Rachenraums und leitet gleichzeitig die somato-sensorischen Rückmeldungen dieses Bereiches an das Gehirn weiter.[13] Unter den somato-sensorischen Rückmeldungen des Rachenraumes versteht man die Übermittlung von Geschmack vom Zungengrund und auch alle Berührungsempfindungen im Bereich des Kehlkopfes, Rachens und einem Stück des äußeren Gehörgangs.[14]

ANATOMIE UND VERLAUF DES VAGUSNERVS

Sie haben nun bereits lernen können, wie sich der Vagusnerv allgemein in den Körper einordnen lässt und welchen Platz dieser im zentralen Nervensystem einnimmt. Was bisher noch unklar sein könnte und nicht genauer beleuchtet wurde, ist der exakte Verlauf dieses Nervs und die Vernetzung innerhalb des Körpers.

Sie wissen bereits, dass es sich um den längsten Hirnnerv handelt und dieser in fast alle Regionen des Körpers reicht, jedoch können Sie sich womöglich kein genaues Bild vom tatsächlichen Verlauf und den tatsächlichen Wirkpunkten machen. Damit Sie in den darauffolgenden Kapiteln verstehen können, warum und welche Krankheiten der Nerv positiv beeinflussen kann und wieso man welche Techniken zur Aktivierung des Vagusnervs verwendet, müssen Sie Ihren Körper zunächst besser kennenlernen. Ihr eigener Körper ist bei der Fokussierung auf den Vagusnerv nämlich zu heilendes Objekt und Mittel zur Heilung gleichzeitig. Wenn Sie die Anatomie des Nervs kennen, können Sie die Übungen und das hier erlangte Wissen zielgerichteter anwenden.

---

[13]Nervus vagus - Aufbau, Funktion & Krankheiten | MedLexi.de: in: medlexi, o. D., https://medlexi.de/Nervus_vagus#Anatomie_.26_Aufbau (abgerufen am 21.04.2021).
[14] Wildbolz, 2014, S. 12.

Die beiden Kerngebiete des Vagusnervs, also im Grunde der Ort, wo dieser entspringt, befinden sich im Gehirn in der Medulla Oblongata. Die zugehörigen Zellkörper der motorischen Fasern des Nervs findet man im Nucleus motorius nervi vagi, einer anderen Hirnregion. Die sensiblen Fasern des zehnten Hirnnervs verorten sich hingegen in der Peripherie und gelangen von dort zum Nucleus spinalis nervi trigemini. Der Nucleus motorius nervi trigemini ist ein Hirnnervenkern und enthält die Neuronen für die motorische Aktivität der Kaumuskulatur.[15] Die sensorischen Fasern werden stattdessen zum Nucleus tractus solitarii geleitet. Dieser Hirnnervenkern ist der Geschmackskern und kümmert sich um die Geschmackswahrnehmung, den Atem-, Würge- und Brechreflex.[16] Der Vagusnerv verläuft im Gehirn seitlich an der Olive vorbei an die Hirnoberfläche und tritt zusammen mit dem Nervus accessorius und Nervus glossopharyngeus durch das Foramen jugulare aus dem Schädelinneren aus.

Die beiden genannten Nerven sind der elfte[17] und neunte[18] Hirnnerv, welche beide durch eine Öffnung der Schädelbasis[19] (Foramen jugulare) verlaufen. Während des Austrittes aus dem Schädelinneren durchläuft der Vagusnerv einerseits das Ganglion superius kurz vor dem Ende des Schädelinneren und das Ganglion inferius gerade außerhalb der Schädelhöhle. Ganglion superius bezeichnet hier einfach nur die Ansammlung von Nervenzellkörpern noch im Schädelinneren[20], während Ganglion inferius dasselbe für das Schädeläußere beschreibt.[21] Afferente Fasern sind immer die, welche Erregungen aus dem

[15] Antwerpes, Frank/Philipp Buechner/Siyawasch Hosseini/Stud.med.dent. Sascha Alexander Bröse: Nucleus motorius nervi trigemini, in: DocCheck Flexikon, o. D., https://flexikon.doccheck.com/de/Nucleus_motorius_nervi_trigemini (abgerufen am 21.04.2021).

[16] Antwerpes, Frank/Anton-Martin Christof/Stud.med.dent. Sascha Alexander Bröse: Nucleus tractus solitarii, in: DocCheck Flexikon, o. D., https://flexikon.doccheck.com/de/Nucleus_tractus_solitarii (abgerufen am 21.04.2021).

[17] Hircin, Emrah/Melanie Maria Theresa Brüßeler/Davide Rosolen/Frank Antwerpes: Nervus accessorius, in: DocCheck Flexikon, o. D., https://flexikon.doccheck.com/de/Nervus_accessorius (abgerufen am 21.04.2021).

[18] Högemann, Astrid/Frank Antwerpes/Med. Martin Wedig: Nervus glossopharyngeus, in: DocCheck Flexikon, o. D., https://flexikon.doccheck.com/de/Nervus_glossopharyngeus (abgerufen am 21.04.2021).

[19] Habben, Marie/Frank Antwerpes/Markus Ternes/Hans-Ulrich Sarnighausen: Foramen jugulare, in: DocCheck Flexikon, o. D., https://flexikon.doccheck.com/de/Foramen_jugulare (abgerufen am 21.04.2021).

[20] Antwerpes, Frank/Stud.med.dent. Sascha Alexander Bröse: Ganglion superius, in: DocCheck Flexikon, o. D., https://flexikon.doccheck.com/de/Ganglion_superius (abgerufen am 21.04.2021).

[21] Antwerpes, Frank/Max Bra/Aaron Weiß: Ganglion inferius, in: DocCheck Flexikon, o. D., https://flexikon.doccheck.com/de/Ganglion_inferius (abgerufen am 21.04.2021).

Gebiet des Signals in Richtung des zentralen Nervensystems weiterleiten.[22] Nachdem der Vagusnerv aus der Schädelhöhle ausgetreten ist, verläuft dieser am Hals in derselben Bindegewebsscheide wie die Arteria carotis communis und der Vena jugularis interna in die Richtung der Brusthöhle.

Die Arteria carotis communis ist eine großkalibrige Arterie, die fast den gesamten Kopf und Hals mit arteriellem Blut versorgt.[23] Die Vena jugularis interna ist hingegen die große Vene des Kopf-Hals-Bereiches.[24] An der Stelle der oberen Thoraxapertur (Verbindung zw. Bindegewebsraum des Halses und der Brust)[25] treffen sich beide Nervenstränge, gelangen gemeinsam in den Brustraum und durchziehen dort das obere sowie untere Mediastinum. Das Mediastinum ist ein Bindegewebsraum, welcher senkrecht in der Brusthöhle verläuft und vom Hals bis hin zum Zwerchfell reicht. Im lockeren Bindegewebe des Mediastinums findet man alle Brustorgane, bis auf die Lungen. In diesem lockeren Bindegewebe lagern sich beide Nervenstränge des Vagusnervs dann direkt an der Speiseröhre an und verlaufen so über den Hiatus oesophagus des Zwerchfells in den Bauchraum.[26] Hinter dem Begriff Hiatus oesophagus verbirgt sich eine Öffnung im Zwerchfell, durch die die beiden Vagusnerven mit der Speiseröhre (Oesophagus) durchtreten.[27]

Aufzweigungen des Vagusnervs im Körper[28]

Der Hirnhautast des Vagusnervs zieht durch dasselbe Foramen jungulare wieder in den Schädel und verläuft durch die Dura mater der hinteren Schädelgrube. Außerdem trifft der Vagusnerv in diesem Bereich auf den Sinus occipitalis (venöser Blutleiter des Gehirns)[29] und den Sinus transversus sensibel. Dieser

[22] Afferente Fasern: in: learnattack, o. D., https://learnattack.de/schuelerlexikon/biologie/afferente-fasern (abgerufen am 21.04.2021).
[23] Hircin, Emrah/Frank Antwerpes/O. Michel/Emrah Hircin: Arteria carotis communis, in: DocCheck Flexikon, o. D., https://flexikon.doccheck.com/de/Arteria_carotis_communis (abgerufen am 21.04.2021).
[24] Antwerpes, Frank/Vitali Bubb/Emrah Hircin: Vena jugularis interna, in: DocCheck Flexikon, o. D., https://flexikon.doccheck.com/de/Vena_jugularis_interna (abgerufen am 21.04.2021d).
[25] Antwerpes, Frank/Federico Heinz/Karin Auschner: Thoraxapertur, in: DocCheck Flexikon, o. D., https://flexikon.doccheck.com/de/Thoraxapertur (abgerufen am 21.04.2021g).
[26] Wildbolz, 2014, S. 12–13.
[27] Nicolay, Nils/Frank Antwerpes/Felix Maximilian Blümel/Nils Nicolay: Hiatus oesophageus, in: DocCheck Flexikon, o. D., https://flexikon.doccheck.com/de/Hiatus_oesophageus (abgerufen am 21.04.2021).
[28] Wildbolz, 2014, S. 15–16.
[29] CSE Kraus und Straubinger, Klausenstr. 29, 84489 Burghausen, www.cse-online.de: Sinus occipitalis | | Med-koM, in: medizin-kompakt, o. D., https://www.medizin-kompakt.de/sinus-occipitalis (abgerufen am 21.04.2021).

Nerv ist verantwortlich für fast die komplette Blutversorgung im unteren hinteren Schädelbereich.[30]

Der Ohrast des zehnten Hirnnervs zweigt im Ganglion superius aus dem Vagus ab, verläuft durch den Canaliculus mastoideus (feines Knochenkanälchen)[31] und schafft es über die Fissura petrotympanica (schmaler, 3mm langer Schlitz)[32] bis an die Hautoberfläche. Dieser Ohrast des Vagusnervs versorgt die Innenseite der Ohrmuschel, einen Teil des Trommelfells sowie den äußeren Gehörgang. Der Ohrast sorgt dafür, dass es durch das Reizen des äußeren Gehörgangs zu Erbrechen oder Husten kommen kann, die in die Kategorie der vegetativen Erscheinungen fallen.

Des Weiteren gibt es die **Rachenäste**, welche ein Geflecht aus Fasern des Vagusnervs, des Nervus glossopharyngeus und aus sympathischen Fasern des Ganglions cervicale superius (Nervenzellansammlung der oberen Halsregion)[33] sind. Diese Rachenäste stellen die Versorgung der Rachenmuskulatur und des weichen Gaumens sicher. Ebenso sorgen diese Nervenäste für den Schluck- und Würgereflex.

Der **obere Kehlkopfnerv** versorgt den Musculus cricothyroideus der äußeren Kehlkopfmuskulatur und die innere Schleimhaut des Kehlkopfes, welche oberhalb der Stimmlippen liegt. Er leitet auch die sensiblen Informationen weiter, welche für das Schließen des Kehlkopfes bei Kontakt mit Flüssigkeiten sorgen und im Folgenden einen Hustenreflex auslösen.

Der Stimmnerv versorgt alle übrigen Muskeln des Kehlkopfes und ist für die innere Schleimhaut des Kehlkopfes unterhalb der Stimmlippen zuständig. Diese Abzweigung des Vagusnervs kümmert sich um die Stellung und Spannung der Stimmlippen und beeinflusst damit maßgeblich die Stimmbildung. Durch

---

30 Sinus transversus - Aufbau, Funktion & Krankheiten | MedLexi.de: in: medlexi, o. D., https://medlexi.de/Sinus_transversus (abgerufen am 21.04.2021).

31 DocCheck Medical Services GmbH: Canaliculus mastoideus, in: DocCheck Flexikon, o. D., https://flexikon.doccheck.com/de/Canaliculus_mastoideus (abgerufen am 21.04.2021).

32 Antwerpes, Frank/Marvin Droste/Stud.med.dent. Sascha Alexander Bröse: Fissura petrotympanica, in: DocCheck Flexikon, o. D., https://flexikon.doccheck.com/de/Fissura_petrotympanica?utm_source=www.doccheck.flexikon&utm_medium=web&utm_campaign=DC%2BSearch (abgerufen am 21.04.2021g).

33 Antwerpes, Frank/Stud.med.dent. Sascha Alexander Bröse: Ganglion cervicale superius, in: DocCheck Flexikon, o. D., https://flexikon.doccheck.com/de/Ganglion_cervicale_superius (abgerufen am 21.04.2021a).

eine einseitige Beschädigung dieses Astes sind die Stimmlippen weniger beweglich und man wird heiser. Bei beidseitiger Beschädigung beeinträchtigen die Stimmlippen den Luftfluss, was zu Atembeschwerden führen könnte.

Der Speiseröhrenast versorgt auf motorische Weise die quergestreifte Muskulatur in der Speiseröhre.

Die beiden Herzäste des Vagusnervs beeinflussen die Herzaktivität auf parasympathische Weise, indem die Erregungsüberleitung vom Vorhof zur Kammer gehemmt wird und damit eine Absenkung der Herzfrequenz eintritt.

Die **Luftröhrenäste und Bronchialäste** lassen sich als kleinere Brustraumäste zusammenfassen und bilden gemeinsam mit sympathischen Fasern des Grenzstrangs den Plexus pulmonalis (Nervengeflecht)[34]. Die Vagusnerven dieser Kombination sorgen für die Verengung der Bronchien und sind damit wichtig für die Atmung. Zudem gibt es eine zusätzliche Abzweigung der Rami pericardiaci, welche den Herzbeutel versorgen. Die Rami pericardiaci sind kleinere Gefäßäste der Thorax-Aorta.[35]

Die allgemeinen Bauchäste bilden sich durch eine Abzweigung des Vagusnervs über den Truncus vagalis anterior und Truncus vagalis posterior in den Bauchraum. Die beiden Fachbegriffe beschreiben die vor und hinter dem Oesophagus gelegenen Nervenäste des Vagusnervs, welche sich aus den Fasern des Plexus oesophagus formen.[36] Dort findet eine parasympathische Versorgung fast aller Bauchorgane statt. Zu den Organen, die in diese Versorgung fallen, zählen Leber, Magen, Nieren, ein Teil des Dickdarms und der Dünndarm. Die Bauchäste sorgen auch für den Informationsfluss von den Bauchorganen zum Gehirn.

---

[34] Antwerpes, Frank/Bettina Beutler: Plexus pulmonalis, in: DocCheck Flexikon, o. D., https://flexikon.doccheck.com/de/Plexus_pulmonalis (abgerufen am 21.04.2021).
[35] DocCheck Medical Services GmbH: Rami pericardiaci aortae, in: DocCheck Flexikon, o. D., https://flexikon.doccheck.com/de/Rami_pericardiaci_aortae (abgerufen am 21.04.2021b).
[36] Antwerpes, Frank/Stud.med.dent. Sascha Alexander Bröse: Truncus vagalis anterior, in: DocCheck Flexikon, o. D., https://flexikon.doccheck.com/de/Truncus_vagalis_anterior (abgerufen am 21.04.2021c).

Selbsttest: Wie entspannt sind Sie?

Im Folgenden finden Sie eine Liste mit Aussagen, bei denen Sie bitte entweder „trifft eher zu" oder „trifft eher nicht zu" ankreuzen. Wenn Sie auch schon nur ein Drittel der Fragen mit „trifft eher zu" beantwortet haben, sollten Sie an Ihrem Stresslevel und der fehlenden Entspannung arbeiten. Die Anzahl der Kreuzchen, die Sie auf der linken Seite gesetzt haben, verschafft Ihnen einen guten Eindruck davon, wie entspannt Sie sind oder eben auch wie gestresst Sie sind. Grundsätzlich gibt es bei der eigenen Entspannung immer Luft nach oben, die durch die Kenntnisse, welche in diesem Fachbuch vermittelt werden, gesteigert werden kann.

Aussage	**Trifft eher zu**	**Trifft eher nicht zu**
Ich neige zu Einschlafschwierigkeiten.		
Ich kann nicht gut stillsitzen.		
Ich habe schnell/häufiger Kopfschmerzen.		
Ich würde mich gerne mehr bewegen, habe aber keine Zeit.		
Ich habe Konzentrationsschwierigkeiten.		
Meine Aufmerksamkeitsspanne ist nicht besonders lang.		
Ich habe keine Zeit für Hobbys, die ich eigentlich gern verfolgen würde.		
Ich fühle mich auf der Arbeit häufiger überfordert.		

Ich fühle mich erschöpft, trotz ausreichend Schlaf.		
Ich schlafe regelmäßig weniger als 7 Stunden pro Nacht.		
Ich habe manchmal/öfter ein Zucken am Auge oder der Gesichtsmuskulatur allgemein.		
Ich bin schnell genervt.		
Ich vergesse momentan viele Kleinigkeiten, wie Aussagen oder Aufgaben.		
Ich habe keine klare Trennung zwischen Arbeit und Freizeit.		
Ich habe öfter Schluckauf.		
Ich habe manchmal Muskelschmerzen.		
Ich werde öfter krank, auch nur mit einer leichten Erkältung.		
Ich fühle mich dauerhaft unausgeglichen.		
Ich kann nie richtig entspannen.		

Behandlungsmöglichkeiten mit Hilfe des Vagusnervs

Sie sind in diesem Buch nun an einem Punkt angelangt, an dem Sie sich eine Basis an Wissen zum Vagusnerv aufgebaut haben. Sie wissen nun, was der Vagusnerv eigentlich ist, welche Funktionen dieser im menschlichen Körper übernimmt, welche Eigenschaften er allgemein hat und auch wie weit vernetzt der zehnte Hirnnerv ist.

Der Vagusnerv findet sich als längster der Hirnnerven praktisch im ganzen Körper wieder und vernetzt den Organismus damit ideal. Dieser Umstand sorgt dafür, dass man ebenso vielfältig auf den Nerv einwirken kann und eine Reihe von Krankheiten mit Hilfe der Aktivierung und Stimulation des Vagusnervs behandelt werden können. Im Folgenden kommen einige, sehr weit verbreitete Krankheitsbilder, die auf eine Aktivierung des Vagusnervs reagieren. Teilweise werden Ihnen parallel schon praktische Hinweise mit an die Hand gegeben, die Sie direkt für die Umsetzung der Theorie in die Praxis nutzen können.

Behalten Sie dabei aber bitte immer im Hinterkopf, dass die hier bereitgestellten Behandlungstipps mit Hilfe des Vagusnervs keinen Besuch beim Arzt ersetzen können und auch keine anderweitig fachliche Meinung von ausgebildeten Medizinern. Ebenso gibt es keine Garantie dafür, dass die Behandlung mit dem Vagusnerv bei Ihnen persönlich so funktioniert, wie Sie es sich erhoffen oder überhaupt eine signifikante Wirkung zeigt. Trotzdem ist der Vagusnerv allein durch seine Verknüpfung von körperlichen Reizen und Emotionen ein guter Wegbegleiter für die Regenration nach einer Krankheit, weil der Entspannungseffekt der Vagusstimulation so einen wohltuenden Effekt auf den Körper hat. Als Parallelbehandlung zur medikamentösen Therapie bei vielen Erkrankungen kann der Vagusnerv eine große zusätzliche Erleichterung bringen und den Heilungsprozess wesentlich unterstützen. Wenn Sie damit beginnen, den Vagusnerv aktiv zu nutzen, sollten Sie gut in sich hinein hören und darauf achten, ob Ihnen die Ansprache des Nervs guttut. Wenn Sie sich bei einer bestimmten Art von Nervaktivierung unwohl fühlen, sollten Sie auf die Signale Ihres

Körpers achten und diese nicht weiter ausführen sowie eine Pause einlegen. Es macht außerdem Sinn, sich ein Tagebuch anzulegen und die Erlebnisse, Verbesserungen und Eindrücke zu notieren. Das Tagebuch verschafft Ihnen einen guten Überblick und so erkennen Sie über die Zeit gezielter, warum es an manchen Tagen gut läuft und an anderen Tagen etwas schlechter.

ALZHEIMER UND DEMENZ

Alzheimer ist mit Abstand die häufigste Form der Demenz. Bei dieser Erkrankung handelt es sich um eine unheilbare Störung des Gehirns, die durch das Absterben von Nervenzellen im Gehirn ausgelöst wird. Das Absterben kann nicht rückgängig gemacht werden und betrifft alle Gehirnbereiche und nicht nur einen speziellen Teil. Das Gehirn ist der Mittelpunkt des zentralen Nervensystems und die Schaltzentrale für den gesamten Körper. Außerdem ist das Gehirn im übertragenen Sinne der Ort, wo sich unser Wesen befindet. Vom Gehirn aus werden alle unsere Charakterzüge gesteuert und alle körperlichen Aktivitäten reguliert.

Wenn jetzt Hirnzellen absterben, wird der Erkrankte immer vergesslicher. Der Prozess beginnt oft mit den so gut bekannten Wortfindungsstörungen. Man vergisst Bezeichnungen für etwas oder einem fällt das richtige Wort nicht ein. In dieser Phase werden auch häufig Wörter genutzt, die dem eigentlichen Begriff sehr ähnlich sind, sinngemäß aber nicht passen und etwas vollkommen anderes aussagen. Zunehmend vergisst man auch, was man tun wollte oder wichtige Daten wie die eigene Adresse oder Geburtstage von Freunden und Familie. Daran anschließend erkennt man irgendwann die eigene Familie nicht mehr und vergisst sogar den eigenen Namen und was für ein Mensch man selbst eigentlich ist.

Lebensgefährlich wird Alzheimer besonders dann, wenn die Nervenzellen des Gehirns so weit abgestorben sind, dass Körperfunktionen nicht mehr aufrechterhalten werden können. Betroffene können die eigene Körperhygiene ohne fremde Hilfe nicht mehr ausführen, das Gehen fällt schwerer und manche Bewegungen scheinen nicht mehr möglich zu sein. Das Gehirn verliert die Verbindung zum eigenen Körper, sodass auch irgendwann unterbewusste und lebenswichtige Mechanismen nicht mehr aufrechterhalten werden können. Im sehr späten Stadium von Alzheimer ist der Betroffene nicht mehr dazu in der Lage, eigenständig zu atmen.

Nach und nach können die Organe ohne die lebenswichtige Anbindung ans Nervensystem nicht mehr weiter funktionieren und der Mensch verstirbt. Bislang ist trotz intensiver Forschung noch nicht geklärt, warum oder wie Alzheimer entsteht und es gibt bisher auch keine Heilung für diese Krankheit. Die gute Nachricht ist aber, dass Alzheimer und Demenz allgemein in weniger als 1 % der Fälle vererbt wurden. Wenn Familienangehörige also bereits an Alzheimer erkrankt sind, besteht eine verschwindend geringe Wahrscheinlichkeit, dass auch Sie diese Krankheit entwickeln. Neben dem Trainieren geistiger und körperlicher Fitness beugen auch soziale Kontakte und die richtige Ernährung einer Alzheimererkrankung vor.[37]

Die Krankheitsbilder Alzheimer und Demenz lassen sich durch den Vagusnerv nicht heilen. Jedoch kann man diesen durch eine konstante und gezielte Stimulation des Vagusnervs präventiv entgegenwirken. Wenn Sie sich ab heute und in Zukunft über die Funktionalität des Vagusnervs bewusst sind und darauf achten, diesen regelmäßig zu aktivieren, sinkt das Risiko, diese Krankheitsbilder zu entwickeln, weil das Gehirn regelmäßig auf diese Art und Weise durch die Weiterleitung der Reize angesprochen wird. Auch Patienten, die das Krankheitsbild bereits entwickelt haben, können durch die elektrische Stimulation des Vagusnervs Einfluss auf die Krankheit verzeichnen. Eine in Schweden durchgeführte Studie beinhaltete das Einsetzen von stimulierenden Elektroden am Vagusnerv bei dementen Personen. Das Gedächtnis wurde daraufhin etwas verbessert und der Verlauf der Krankheit verlangsamte sich im Allgemeinen.

Bei dieser Studie wurde der Vagusnerv im Bereich der Ohren durch die Haut stimuliert, sodass die Konzentration der Probanden verbessert und höher gelegene Hirnbereiche mitstimuliert und im Zuge dessen aktiviert werden konnten. Diese Aktivierung höherer Hirnbereiche sorgte für weniger Krampfanfälle, ein etwas verbessertes Gedächtnis und eine Linderung der oft mit Demenz einhergehenden Depressionen.

---

[37] Alles Wissenswerte zur Alzheimer-Krankheit: in: Alzheimer Forschung Initiative e.V. (AFI), o. D., https://www.alzheimer-forschung.de/alzheimer (abgerufen am 12.05.2021).

Der Vagusnerv ist nicht nur für die Anwendung der Krankheitsbilder von Nutzen, sondern auch für die Diagnose. Besonders bei Alzheimer kann eine Früherkennung der Krankheit und damit frühe Behandlung den Krankheitsverlauf verlangsamen und abmildern. Zur Diagnose von Alzheimer sendete man elektrische Impulse über den Vagusnerv, welche dann zum Gehirn weitergeleitet wurden. Diese elektrischen Reize sind in den Gehirnarealen messbar und wenn es eine Verzögerung zwischen Impuls und Messung im Gehirn gibt, die außerhalb der Norm liegt, ist das ein Hinweis für Alzheimer.[38]

ANGSTZUSTÄNDE

Angst kennt jeder Mensch und Sie wahrscheinlich auch. Sie haben nicht nur höchstwahrscheinlich, sondern definitiv bereits eine Situation in Ihrem Leben gehabt, in der Sie Angst hatten. Die Angst wurde eventuell durch ein negatives Erlebnis oder eine bedrohliche Situation ausgelöst. Angst kann aber auch entstehen, wenn Sie eigentlich wissen, dass Sie sich nicht in einer lebensbedrohlichen Situation befinden.

Beispielsweise können Sie auch beim Ansehen eines Horrorfilms oder vor einem brenzligen Gespräch mit dem Vorgesetzten ein Gefühl von Angst entwickeln. Das Gefühl der Angst ist für den Körper eigentlich nichts Negatives, auch wenn die Angst zumeist negativ konnotiert ist. Angst kann uns das Leben retten und fungiert wie ein Sicherheitssystem, welches unseren Körper in bedrohlichen Situationen so programmiert, dass unsere Reaktion auf die Bedrohung so effizient wie möglich ausfällt.

Wenn Sie Angst entwickeln, erhöht sich die Herzfrequenz und sorgt dafür, dass der gesamte Körper in dieser kurzen Zeitspanne besser mit Sauerstoff versorgt wird und reibungslos Höchstleistung abliefern kann. Außerdem wird das Blut in die Gliedmaßen geleitet damit Sie schneller von der Stelle kommen, falls Sie die Flucht ergreifen müssen oder eine bessere Performance abliefern, wenn es zur körperlichen Konfrontation kommt.

---

[38] Mayer, 2019, S. 14–15.

Angst kann ein Lebensretter sein. Angst kann aber auch zur Belastung werden. Angstzustände sind ein Krankheitsbild, weil diese sich entwickeln, ohne dass es einen Auslöser gibt. Die Angst ist in dem Moment in jeder Hinsicht unbegründet. Trotzdem geraten Sie körperlich und geistig in diesen Modus und können sogar Panikattacken entwickeln. Im Vergleich zu normaler Angst ist diese Angst in der Situation dann völlig unverhältnismäßig und scheint keine Grenze nach oben zu haben.

Es bildet sich außerdem eine maßgebliche Belastung psychischer und physischer Art für den Betroffenen aus, die mit der Unterstützung für den Körper in einer Bedrohungssituation nichts mehr gemeinsam hat. Man spricht vor allem von einem Angstzustand, wenn die Angst scheinbar unbegründet ist, eine gewisse Intensität hat und über längere Zeit anhält. Begleitet wird sie von ausgeprägten körperlichen Symptomen, die dann in der Folge auch zu erheblichen Einschränkungen in allen möglichen Lebensberiechen führen kann.

Die Symptome der Angststörung sind im Grunde die verstärkten und in dem Moment unangebrachten Körperreaktionen, die auch bei „normaler Angst" einsetzen würden. Man hat das Gefühl, dass einem das Herz bis zum Hals schlägt, man fängt womöglich an zu schwitzen und die Kehle fühlt sich wie zugeschnürt an. Der Atem geht deutlich schneller, die Muskulatur fühlt sich sehr angespannt an und die Sinnesorgane reagieren deutlich sensibler auf äußere Reize. Dies wird über alle Maße verstärkt und kann zu Herzrasen, Übelkeit, Atemnot und Schwindelgefühlen führen. Teilweise werden die Symptome des Angstzustandes dann stärker wahrgenommen als die Angst selbst. Die Ursprünge von Angstzuständen können ganz unterschiedlich sein. Meistens ergeben diese sich durch eine Kombination aus verschiedenen Faktoren, die sich zusammensetzen aus einer genetischen Veranlagung oder Dauerstress und belastenden Lebensereignissen.[39]

Angstzustände begleitet von negativen Gefühlen bis hin zu Panikattacken sind immer weiter verbreitet und lassen sich auch durch den Vagusnerv, mindestens bis zu einem bestimmten Punkt, in den Griff bekommen. Dadurch dass der Vagusnerv ein Zusammenspiel von Organen und Gehirn möglich macht und

[39] Angststörung: Ihre Ursachen und Entstehung: in: therapie.de, o. D., https://www.therapie.de/psyche/info/index/diagnose/angst/ursachen/ (abgerufen am 12.05.2021).

so eng mit Emotionen gekoppelt ist, können auch extreme Gefühle wie Angst in Schach gehalten werden. Für die Aktivierung des Vagusnervs bei Angstzuständen eignet sich die gezielte Zwerchfellatmung am allerbesten.

Suchen Sie sich einen ruhigen Ort, an dem Sie ungestört sein können und legen sich idealerweise flach hin. Legen Sie dann Ihre Hände auf den Bauch und konzentrieren Sie sich auf den Grund Ihrer Angst. Bei der Konzentration auf den angstmachenden Auslöser stellen Sie womöglich fest, wie sich Ihr Bauch zusammenzieht und eventuell sogar rumort. Atmen Sie nun tief in Ihr Zwerchfell. Dies tun Sie, indem Sie versuchen, in den Bauch zu atmen und sich der Bauch beim Einatmen möglichst aufbläht.

Atmen Sie für mindestens 5 Minuten so ein und wieder aus. Legen Sie nach dieser Atemübung die Hände auf den Oberbauch und massieren Sie diesen ganz sanft und mit kreisenden Bewegungen im Uhrzeigersinn. Diese ganze Übung können Sie, wenn es nicht anders geht, auch im Sitzen durchführen. Der eben beschriebene Handlungsablauf eignet sich auch direkt als präventive Maßnahme, wenn Sie schon im Voraus wissen, dass Sie sich unwillkürlich in eine stressige oder angstmachende Situation begeben. So eignet sich diese Übung beispielsweise vor einer Prüfung, einem Meeting oder auch einem angstmachenden Gespräch.

Wenn Sie die Übung besser unbemerkt durchführen müssen, weil Ihnen aktuell kein Ruheort zur Verfügung steht, können Sie auf die Zwerchfellatmung auch verzichten und nur unauffällig Ihren Oberbauch im Uhrzeigersinn massieren. Dies eignet sich besonders auf der Arbeit oder allgemein in der Öffentlichkeit. Den größten Effekt hat diese Art der Vagusstimulation abends, wenn Sie bereits im Bett liegen und am besten zusätzlich ein Massageöl verwenden. Halten Sie sich beim Massageöl eher an beruhigende anstatt an belebende Aromen wie Fichtennadel, Lavendel, Weihrauch, Ylang Ylang oder Mandarine. Achten Sie darauf, nur natürliche und keine synthetisch hergestellten Öle zu verwenden. Wenn diese Paniksituationen nicht nur gelegentlich auftreten und Sie unter dauerhafter Angst oder Panikattacken leiden, wäre es ratsam, die Vagusmassage dieser Art zu einem täglichen Ritual zu machen. Dadurch wird das innere Gleichgewicht dauerhaft gestärkt. Die beste Wirkung erzielen Sie, wenn Sie den Tag bereits mit der Übung beginnen und diesen abends im Bett mit dieser Übung auch wieder beenden. Hier kommt das Tagebuch wieder ins Spiel.

In dieses können Sie schreiben, wann Sie mit Ihrer neuen Routine begonnen haben und welche Emotionen Sie währenddessen verspüren konnten. Manchmal mag der Effekt der Übung vielleicht nach eigenem Empfinden nicht eintreten, dauerhaft sollte sich Ihr Gemütszustand aber durch diese Stimulation etwas verbessern und all das können Sie durch Ihr Tagebuch erfassen. Ein weiterer kleiner Trick ist, auf der linken Seite einzuschlafen. Dadurch wird der linke Vagusnerv indirekt stimuliert. Es gibt sogar bereits Erkenntnisse darüber, dass Menschen, die Linksschläfer sind, deutlich weniger Albträume haben als Menschen, die auf dem Rücken, dem Bauch oder der rechten Körperseite einschlafen.[40]

ANWENDUNGSBEREICH BEI TIEREN

Bei Tieren beginnt der Vagusnerv in der inneren Schädelhöhle, verläuft dann über den vorderen Hals und verzweigt sich dort mit dem Nervus Depressor, den es beim Menschen nicht gibt. Auf Höhe des Brusteingangs trennen sich die beiden Nerven wieder und der Depressor verläuft weiter zur Aorta, wo die Informationen bei Tieren in der Aortawand transportiert werden. Beim Menschen hingegen verlaufen die entsprechenden Rezeptoren direkt im Vagusnerv.

Der Verlauf des Vagusnervs ist bei Menschen und Tieren zwar unterschiedlich, trotzdem wirkt sich der Nerv aber ähnlich auf den Körper und Geist aus. Dazu gehört auch, dass sich Leiden und Krankheiten bei Tieren durch die Vagusnervstimulation behandeln lassen. Neben Verdauungsbeschwerden lassen sich auch psychische Dispositionen wie Angst, Schmerzen und Stress mit unterschiedlichen Übungen und Massagen behandeln. Tiere lassen sich unter anderem so gerne streicheln, weil der Mensch unbewusst den Vagusnerv mit dieser Art von leichter Massage stimuliert und die Tiere dadurch wohltuende Effekte erfahren und sich beruhigen sowie entspannen. Studien haben sogar ergeben, dass diese Berührungen Mensch und Tier gleichermaßen guttun.[41]

---

[40] Mayer, 2019, S. 13.
[41] Mayer, 2019, S.30

ASTHMA UND ALLERGIEN

Eine Allergie ist grundsätzlich die Reaktion des Immunsystems auf an sich harmlose Stoffe, die aber nicht als solche registriert werden. Wenn der Körper einen Fremdstoff entweder über den Magen-Darm-Trakt, die Haut oder die Nase aufnimmt, ist das Immunsystem die Prüfstelle, welche kontrolliert, ob es sich bei dem Fremdstoff um einen Krankheitserreger handelt. Wenn diese Kategorisierung zutrifft, werden komplexe Abwehrreaktionen in die Wege geleitet, die den Krankheitserreger unschädlich machen sollen. Im Falle einer Allergie kann das Immunsystem nicht korrekt zwischen unschädlichen und schädlichen Substanzen unterscheiden und wehrt sich auf einmal auch gegen harmlose Stoffe. Diese Immunreaktion wird in Fachkreisen auch Sensibilisierung genannt.

Der Körper kann aber auch so reagieren, ohne dass der Mensch dies merkt. Erst wenn sich Symptome bemerkbar machen, spricht man von einer Allergie. Man unterschiedet vier verschiedene Allergietypen, bei denen Typ I und Typ IV am häufigsten in der Bevölkerung zu finden sind. Typ I-Allergien sind zu 90 % vertreten und werden auch als Allergien vom Soforttyp bezeichnet. Diese Kategorie beinhaltet Allergien gegen Baum- und Gräserpollen, Nahrungsmittel, Hausstaubmilben, Tierhaare oder Wespen- und Bienengift. Das Immunsystem bildet Antikörper der Kategorie IgE, die die Freisetzung von Entzündungsboten wie Histamin ankurbeln. Daraufhin ergeben sich beispielsweise Schwellungen der Schleimhäute oder Haut.

Die allergische Reaktion tritt dann bereits wenige Sekunden oder Minuten nach Kontakt mit dem Fremdkörper auf. Typ II-Allergien zeichnen sich durch die Bildung von Antikörpern aus, die gegen Bestandteile der Oberfläche von Körperzellen wirken. Antikörper erkennen Zellen mit der entsprechenden Oberflächenstruktur und greifen diese an. Diese Reaktion kann sich beispielsweise auch gegen rote Blutkörperchen richten, wenn Blut der falschen Blutgruppe übertragen wurde.

Bei der Typ III-Allergie bilden sich Immunkomplexe bestehend aus Antikörpern und Allergenen, die sich in Blutgefäßen oder Geweben ablagern. So entwickeln sich auch Gefäßentzündungen, die sich dann durch dunkelrote und punktförmige Einblutungen an Beinen oder dem Gesäß bemerkbar machen. Typ IV-Allergien werden auch Spättypallergie genannt, weil zwischen Erstkontakt mit Fremdstoff und Reaktion des Körpers bis zu 72 Stunden vergehen können. Das allergische Kontaktekzem ist ein typisches Symptom dieses Typs. Hier gehen allergenspezifische Immunzellen wie T-Helfer-Lymphozyten ans Werk.[42]

Bei vielen allergischen Reaktionen wie Asthma, Kontaktallergien, Heuschnupfen, Lebensmittelallergien o. ä. kann man einen Zusammenhang zum Vagusnerv herstellen und mit diesem eine entsprechende Behandlung vornehmen. All diese allergischen Körperreaktionen haben gemeinsam, dass der Vagusnerv eine sehr verminderte Aktivität aufweist.

Durch die Stimulation des 10. Hirnnervs wird die Dysbalance zwischen Parasympathikus und Sympathikus wieder ausgeglichen und die Körperreaktionen können abgeschwächt werden. Wenn Sie wissen, dass sie durch beispielsweise Juckreiz, Ausschläge, Hustenreiz, Atemprobleme oder angeschwollene Lymphdrüsen eine Art von Allergie haben müssen, Ihnen diese aber noch nicht diagnostiziert wurde, wird hier die Nutzung des Tagebuchs wieder sehr wichtig. Führen Sie ein Allergietagebuch und notieren Sie sich immer, wenn Sie eine allergische Reaktion zeigen, welche das ist, wann diese auftritt und auch was Sie an dem Tag besonders im Zeitraum von 2 Stunden vor der Reaktion getan, gegessen und an Ihre Haut gelassen haben.

Auch die Art des Waschmittels und mit welchen Tieren Sie Kontakt hatten, kann sehr wichtig werden. Solange Sie das Allergietagebuch konsequent führen, sparen Sie sich den aufwändigen Allergietest beim Arzt. Bei dieser Form der Erkrankung sollten sämtliche Arten der Vagusstimulation aus dem praktischen Teil angewandt werden. Achten Sie zudem darauf, Ihr Stress-Level etwas zu bändigen und sich ausgewogen genug zu ernähren.

Die passenden Hinweise, Tipps und Tricks dazu gibt es in den kommenden Kapiteln. Dadurch, dass Sie auf Ihr Stress-Level achten müssen, bietet sich die Vagusstimulation vor allem mit Hilfe der Meditation, Yoga, Achtsamkeit, Atemübungen, Massage und Gesang an. Außerdem ist es gut, wenn Sie sich zum

[42] Gutmann, Juliane: Allergien: Definition, Symptome, Therapie, in: Apotheken-Umschau, 14.09.2018, https://www.apotheken-umschau.de/krankheiten-symptome/allergien/allergien-definition-symptome-therapie-735251.html (abgerufen am 12.05.2021).

Lachen bringen können. Hinter dem alten Sprichwort, dass Lachen die beste Medizin ist, steckt nämlich eine große Portion Wahrheit. Lachen stimuliert den Vagusnerv und löst gleichzeitig Stress in Wohlgefallen auf.[43]

AUTISMUS

Autismus ist eine komplexe und vielschichtige neurologische Entwicklungsstörung, die auch als Störungen der Wahrnehmungs- und Informationsverarbeitung bezeichnet wird. Autismus wirkt sich vor allem auf die Entwicklung der Kommunikation, des Verhaltensrepertoires und der sozialen Interaktion aus. Man unterscheidet zwischen dem frühkindlichen Autismus, dem Asperger-Syndrom und dem atypischen Autismus.

Menschen, die an Autismus erkrankt sind, können emotionale und soziale Signale nur sehr schwer einschätzen und haben genauso große Schwierigkeiten damit, diese auszusenden. Aus diesem Grund werden die Reaktionen auf soziale Situationen oder auf die Gefühle anderer oft als unangemessen interpretiert. Neben diesen Beschwerden können Menschen mit Autismus auch sehr schwer imitieren. In Hinblick auf die Kommunikation gibt es gleichermaßen große Einschränkungen bei der Entwicklung des Sprachverständnisses und des Sprachgebrauches.

Die Flexibilität im Sprachausdruck und in der Sprachmelodie sowie der wechselseitige Gesprächsaustausch sind maßgeblich eingeschränkt. Auch die begleitende Gestik, welche Aussagen sinngemäß unterstreichen soll, ist mäßig bis gar nicht vorhanden. Das besondere Verhalten von autistischen Menschen, ist das, was Ihrem Umfeld besonders ins Auge springt.

Es zeigen sich vorrangig eingeschränkte, stereotype und sich wiederholende Verhaltensmuster, Aktivitäten und Interessen. Alltägliche Aufgaben werden von Menschen mit Autismus oft sehr routiniert und starr ausgeführt.

Vor allem Kinder bestehen häufiger darauf, manche Handlungsabläufe mit zusätzlichen, für die Handlung bedeutungslos erscheinenden Ritualen auszuführen. Dadurch ergeben sich auch sich wiederholende Beschäftigungen mit

---

[43] Mayer, 2019, S.20-21.

beispielsweise Datensätzen oder Fahrplänen. Motorische Ausprägungen wie Kreiseln von Dingen, Wippen oder Schaukeln machen sich zusätzlich bemerkbar. Dementsprechend stark fällt eine Reaktion auf Veränderungen der Handlungsabläufe oder neue Details aus.[44]

Autismus zeichnet sich vor allem aus durch die Unfähigkeit von sozialen Interaktionen, eine spezielle Art der Wahrnehmung, limitierte Kommunikation und immer wiederkehrende stereotype Handlungen. Besonders bei dieser Erkrankung spielen das Immunsystem und das zentrale Nervensystem eine große Rolle. Der Vagusnerv fungiert als die Verbindung der beiden Systeme und kann manche Symptome des Autismus abmildern.

Die elektrische oder/und manuelle Stimulation des Vagusnervs war dazu in der Lage, Anfälle, die besonders typisch für Autismus sind, zu vermindern. Die Therapierung mit dem Vagusnerv zeigt besonders bei jüngeren Patienten die größten Erfolge. Eventuell kann man diese positive Sensibilität für den Vagusnerv mit einem frühen Therapiebeginn, aber auch bis in das Erwachsenenalter ausbauen.[45]

DEPRESSIONEN

Die Erkrankung Depression ist für viele Leute oft einfach nur die Umschreibung für eine traurige Episode im Leben. Diese kurze Betitelung beinhaltet aber eine Erkrankung, die weitaus vielschichtiger und deutlich beeinträchtigender ist, als von vielen vermutet wird. Jeder, der noch nie an einer Form von Depression erkrankt ist, kann nur schwer nachfühlen, wie es ist, depressiv zu sein, da der eigene Zustand genauso komplex und schwer zu beschreiben ist wie die Erkrankung an sich.

Depression ist nicht einfach nur eine traurige Phase, die man nicht kontrollieren kann und die mit der Zeit wieder geht. Diese Erkrankung hat die Traurigkeit zwar als eines von vielen Symptomen, jedoch ist das Gefühl, traurig zu sein, nicht einmal ein besonders dominantes Symptom. Es gibt eine Reihe von

[44] Was ist Autismus? in: Bundesverband Autismus Deutschland e.V., o. D., https://www.autismus.de/was-ist-autismus.html (abgerufen am 12.05.2021).
[45] Mayer, 2019, S.24.

Gemütszuständen und Emotionen, die ein Mensch mit Depressionen verspürt und diese richten sich vor allem auch nach der Ausprägung der Depression.

Es gibt beispielsweise die manische Depression, bei der die depressiven Phasen sehr extrem sind oder eine Depressionsform, bei der es überhaupt keine guten Phasen gibt, dafür eine durchgehende schlechte Phase, die den Betroffenen dafür aber nicht in ein so tiefes Loch fallen lässt. Eher ist es dann so, dass sich der Betroffene zwar durchgehend schlecht fühlt, aber nicht so extrem schlecht. Andersherum verläuft die chronische Depression eher in Wellen mit depressiven Schüben, die kommen und gehen.

Der Betroffene hat die Depression nicht nur für ein paar Monate, sondern dann für mehrere Jahre. Hier wechseln sich gute und schlechte Phasen ab, die kommen und gehen wie die Wellen am Strand. Dabei gibt es auch keine Regelmäßigkeit in der Länge der einzelnen Phasen. Depressive Schübe, also schlechte Phasen, können nur einen halben Tag andauern, aber auch mehrere Monate am Stück vorherrschen.

Daraufhin kommt eine Phase, in der die Depression deutlich weniger stark ist oder der Betroffene sich nicht einmal depressiv fühlt. In dieser Phase sind die Menschen, welche unter der chronischen Depression leiden, oft sehr gut drauf und fühlen sich, als könnten sie die ganze Welt retten.

Was der Mensch in dieser Phase verspürt, ist der Normalzustand, in dem sich Menschen ohne die Erkrankung dauerhaft befinden. Im Vergleich zur schlechten Phase mit dem depressiven Schub, ist dieser Normalzustand aber so eine extreme Verbesserung, dass der Betroffene sich fühlt, als wäre ihm eine riesige Last von den Schultern genommen worden. Dieser eigentliche Normalzustand fühlt sich so gut und erleichternd an, dass die Betroffenen dann oft eine richtige Euphorie entwickeln und am liebsten alle schönen Dinge auf einmal tun würden. Außerdem hat man das Gefühl, dass nichts die Stimmung trüben kann und empfindet sogar alltägliche Dinge wie den Wocheneinkauf als total positiv und schön. Diese Phase kann genauso nur einige Tage oder auch ganze Monate anhalten. In dieser Zeit fühlt sich der Mensch gut, funktioniert in allen Bereichen des Lebens einwandfrei und geht auch wieder Verhaltensweisen nach, die zusätzliche Kraft beanspruchen, wie dem Hobby, zu zeichnen oder Sport zu machen.

Generell könnte man dann denken, alles ist ganz normal und der Betroffene lebt jeden Tag einfach so, wie es alle anderen Menschen auch tun. Was Außenstehende vergessen ist, dass dieses scheinbar normale Verhalten keineswegs selbstverständlich ist. In der schlechten Phase und mit einem depressiven Schub entwickeln sich Gemütszustände, die zu Verhaltensweisen führen, die den Betroffenen förmlich in den Stand-By-Modus versetzen können. Hier machen sich viele Symptome der Depression bemerkbar, die mehr oder weniger stark ausgeprägt in allen Arten der depressiven Erkrankung zu finden sind. Natürlich kann eine depressive Person Traurigkeit empfinden, die augenscheinlich keinen Ursprung hat.

Besonders prägnant ist aber auch das Symptom, dass die Person während eines depressiven Schubs einfach gar keine großartigen Gefühlsregungen hat. Es gibt dann zwar keine Traurigkeit, aber auch keine anderen Gefühlsregungen wie Freude. Die Person fühlt sich leer und kann an nichts Freude finden. Dies hat auch zur Folge, dass normalerweise bestehende Interessen vollkommen egal werden und der Betroffene seine Hobbys nicht mehr verfolgt oder Dingen, die ihm Spaß machen, nicht mehr nachgeht. Dazu kommt die kraftraubende Eigenschaft einer Depression.

Man versucht oft, gegen die eigenen negativen Gedanken anzukämpfen und hat das Gefühl, man ist sein eigener Feind. Betroffene fühlen sich in einem depressiven Schub sehr kraftlos. Kleinste Tätigkeiten wie das Haarekämmen oder Aufstehen sind ein enormer Kraftakt und brauchen viel Überwindung. Es kann auch Tage geben, an denen die Depression so stark ist, dass die Person sich nicht in der Lage dazu fühlt, das Bett zu verlassen. Wenn man versucht, sich durch den Tag zu kämpfen, kommen Symptome hinzu, die einem das Leben auch dann nicht einfacher machen. Betroffene sind häufig müde und erschöpft, haben Konzentrationsstörungen und nur eine sehr kurze Aufmerksamkeitsspanne und fühlen sich, als wäre der Kopf voller Wolken und als wenn das Gehirn in Zeitlupe arbeitet. Durch das Desinteresse sehen Betroffene dann auch teilweise den Sinn im Leben nicht mehr und fragen sich, wofür oder warum sie überhaupt leben. Das sind extreme Ausprägungen der Depression, die unbedingt und dringend von einer professionell ausgebildeten Fachkraft therapiert werden müssen.

Depressionen werden zudem durch diverse Ursprünge ausgelöst. Oft entwickelt sich eine Depression, weil Stoffwechselvorgänge im Gehirn gestört sind. Hier setzt dann parallel zur Psychotherapie auch die medikamentöse Therapie mit Psychopharmaka an, die die Stoffwechselvorgänge künstlich wieder ins Gleichgewicht bringt. Eine Depression kann auch durch Traumata ausgelöst werden, die nie richtig verarbeitet wurden und noch Jahrzehnte später Probleme wie diese Erkrankung auslösen.

Eine Depression sollte grundsätzlich immer eindeutig diagnostiziert werden und zielführend therapiert werden. Die alleinige Behandlung mit Hilfe des Vagusnervs ersetzt keine professionelle Therapie durch einen Psychologen oder Medikamente. Trotzdem kann der Vagusnerv als eine Art Stützrad fungieren, um den Weg aus der Erkrankung leichter zu machen und den Menschen durch die Kraft des Nervensystems zu unterstützen.

Der Vagusnerv in Kombination mit der Behandlung von Depressionen wurde bereits ausgiebig erforscht und die Wirkung des Nervs auf Stimmungstiefs durch diverse Langzeitstudien belegt. Inzwischen wurden sogar Impulsgeber auf elektrischer Basis entwickelt, welche unter der Haut eingesetzt werden und besonders bei chronischen Depressionen eine Linderung hervorrufen sollen. Es gibt aber eine Vielzahl von verschiedenen Ausprägungen der Depressionen, die sich unter anderem durch gelegentliche Stimmungstiefs auszeichnen. Auch diese Art der psychischen Disposition wird mit einem starken Vagusnerv gelindert. Bei dem Krankheitsbild Depressionen kommt es zur Stimulation des linken Vagusnervs im Brustraum, welcher sich unterhalb des Schlüsselbeins befindet.

Um die Aktivität des Vagusnervs aufrecht zu erhalten, muss dieser ausreichend unterstützt werden. Der Vagusnerv ist bei seiner Funktionalität besonders auf Zink angewiesen. Zink ist im Allgemeinen wichtig für eine stabile Psyche und kommt auch beim Vagusnerv zum Tragen. Wenn Sie zu dunklen Stimmungslagen neigen und anfällig für Depressionen sind, bieten sich hochwertige Nahrungsergänzungsmittel an, welche ausreichend Zink enthalten. Außerdem kann der Zinkhaushalt durch eine ausgewogene und gezielte Ernährung wieder ausgeglichen werden.

Besonders eignen sich Champignons, Spinat, Kürbiskerne, Cashewnüsse oder Rindersteak. Ebenso einen hohen Zinkgehalt haben Austern, Shrimps, Käse, Eier und Leber. Bei stärkehaltigen Lebensmitteln lohnt sich der Griff zu Vollkornprodukten. Außerdem sind Haferflocken, Buchweizen, Mohn, Mais, Leinsamen, Sonnenblumenkerne und alle möglichen Hülsenfrüchte zinkhaltig. Die elektrische Stimulation des Vagusnervs bei Depressionen wird vorwiegend eingesetzt, wenn Patienten schon eine medikamentöse oder andere Therapie getestet haben und diese einfach nicht anschlagen wollen.

Die allererste Studie zu diesem Thema wurde von Dr. Pilar Cristancho in Amerika durchgeführt, in welcher 15 Patienten mit bipolaren oder unipolaren Störungen ein Impulsgeber eingesetzt wurde. Während der Behandlung wurde von keinem Patienten die Therapie abgebrochen. Außerdem traten keinerlei Nebenwirkungen auf und alle Teilnehmer zeigten nach bereits einem Jahr signifikante Verbesserungen des Gemüts. Der Impulsgeber hierfür wird direkt unter das linke Schlüsselbein implantiert, weil genau dort der linke Vagusnerv entlangläuft. Die abgegebenen Impulse werden dann an den Hirnstamm und an das limbische System weitergeleitet. Zusätzlich kommt es zu einer Stimulation des noradrenergen und serotonergen System.

Im Praxisteil zum Vagusnerv kommen weitere Anwendungsbeispiele, jedoch können Sie bereits hier an der Idee des elektrischen Impulses ansetzen und Ihren Vagusnerv auch ohne elektrischen Impuls selbst tappen. Wenn Sie die schlechte Stimmung oder depressive Episode bemerken, können Sie eine gemütliche Position einnehmen oder sich auch hinlegen. Legen Sie nun die rechte Hand unterhalb des linken Schlüsselbeins auf. Klopfen Sie nun leicht von der äußeren Schulter bis zur Mitte, ohne dabei Schmerzen zu verspüren.

Unterstützend zu dieser Übung können Sie für sich im Stillen oder auch ausgesprochen immer wieder ein Mantra wiederholen. Hier eignen sich Sätze wie beispielsweise „Es geht mir gut“ oder „Ich bin hier und jetzt glücklich“. Noch angenehmer und nutzbringender ist es, wenn Sie diese Übung zusätzlich im Sonnenschein machen. Statt des Klopfens eignet sich ebenso eine Massage des Bereichs durch kreisende Bewegungen. Legen Sie dazu die flache rechte Hand unter das linke Schlüsselbein und fahren mit der Handfläche in kreisenden Bewegungen sanft unter das linke Schlüsselbein. Achten Sie darauf, mit Ihren

Fingern nicht grob zu bohren. Diese Übung soll sich angenehm und gut für Sie anfühlen. Der Druck sollte nicht zu stark oder geschweige denn schmerzhaft werden.[46]

DIABETES UND ZUCKER-DYSREGULATION

Diabetes ist der Oberbegriff für vielfältige Störungen des menschlichen Stoffwechsels, deren Hauptmerkmal vor allem die Überzuckerung ist. Bei Diabetes kommt es zu einem gestörten Kohlenhydratstoffwechsel, aber auch der Eiweiß- und Fettstoffwechsel können negativen Einfluss nehmen. Das lebenswichtige Stoffwechselhormon Insulin steuert die drei unterschiedlichen Stoffwechsel und eine Störung in der Freisetzung von Insulin ist oft der Ursprung von Diabetes. Neben der Störung der Insulinfreisetzung kann auch die Störung der Insulinwirkung an verschiedenen Organen wie Leber, Muskulatur, Gehirn oder Fettgewebe ein Grund für Diabetes sein. Man unterscheidet zwischen Typ-2-Diabetes und Typ-1-Diabetes. Typ-2-Diabetes ist bei 90 % der Betroffenen vorhanden und zeichnet sich vor allem dadurch aus, dass die Wirkung des Insulins in den Körperzellen vermindert ist, sich also eine Insulinresistenz ausgebildet hat.

Diese ist gleichzeitig auch immer mit einem Insulinmangel gekoppelt. Typ-2-Diabetes ist sehr vielschichtig, weil sich die Erkrankung mit unterschiedlichen Schweregraden des Insulinmangels und der Insulinresistenz zeigen kann. Die Erkrankung an sich und auch dessen Vorstufen sind häufig an andere Probleme des metabolischen Systems gekoppelt.

Diese Diabetesform geht beispielsweise fast zu 80 % auch mit Fettleibigkeit einher. Typ-1-Diabetes ist hingegen eine Autoimmun-Erkrankung. Bei dieser Form werden die insulinproduzierenden Zellen, welche sich in den Langerhans'schen Inseln der Bauchspeicheldrüse befinden, durch das Abwehrsystem des Körpers zerstört. Der Körper kann dann kein Insulin mehr produzieren und es kommt zu einem absoluten Insulinmangel. Dadurch können alle in der Nahrung enthaltenen Brennstoffe, wie Glykose, nicht mehr vom Körper verstoffwechselt werden. Menschen, die unter diesem Diabetes-Typ leiden, müssen sich also ihr ganzes Leben lang mehrmals täglich Insulin spritzen und damit die

[46] Mayer, 2019, S. 12.

Insulindosis immer wieder anpassen, damit die Blutglukose so stabil wie möglich bleibt. Mit dieser Behandlungstechnik können ansonsten auftretende schwerwiegende Folgeerkrankungen an Nerven und Gefäßen weitestgehend verhindert oder zumindest wesentlich verzögert werden.[47]

Diabetes und eine Dysregulation des Zuckers im Körper werden vor allem durch eine langfristig unausgewogene und ungesunde Ernährung ausgelöst. Zudem kann man eine Überaktivität des Sympathikus beobachten, wenn jemand an Diabetes erkrankt ist. Zusätzlich dazu stellte man bereits in mehreren Studien eine entsprechend niedrige Vagusaktivität fest. So wie die Dysbalance des Nervensystems schon bei anderen Erkrankungen eine Rolle gespielt hat, zeigt sich auch hier, dass der Körper durch ein nervliches Ungleichgewicht und andere hinderliche Essgewohnheiten Krankheiten ausbildet, die mit einem inneren Gleichgewicht unwahrscheinlicher gewesen wären. Durch die charakteristisch niedrige Vagusaktivität besteht hier die Möglichkeit einer Früherkennung von Diabetes und anderen Krankheiten. Wenn beispielsweise das Serum Glukose und Insulin beide proportional zur Vagusaktivität stehen, bahnt sich womöglich Diabetes an.[48]

DIE WECHSELJAHRE

Die Wechseljahre treten ein, wenn sich Frauen in den Jahren vor der letzten Regelblutung befinden und dauern meist noch ein paar Jahre, wenn die letzte Regelblutung schon erfolgt ist. Die Wechseljahre bezeichnen den Übergang von der Lebensphase, in der eine Frau Kinder bekommen kann, hin zu der Lebensphase, in der durch die hormonellen Veränderungen keine Schwangerschaft mehr möglich ist. Zumeist beginnen die Wechseljahre mit Mitte 40.

Zu dieser Zeit fangen die Eierstöcke an, immer weniger Geschlechtshormone zu produzieren und der Eisprung bleibt häufiger aus. Parallel nimmt die Fruchtbarkeit ab, was sich vor allem durch immer unregelmäßigere Monatsblutungen äußert. Zu Beginn der Wechseljahre sind die Zyklen dann oft erst kürzer und werden mit der Zeit immer länger.

---

[47] Diabetes – was ist das eigentlich? | Deutsche Diabetes Stiftung: in: Deutsche Diabetes Stiftung, o. D., https://www.diabetesstiftung.de/diabetes-was-ist-das-eigentlich (abgerufen am 13.05.2021).
[48] Mayer, 2019, S.19-20.

Zum Ende bleiben die Monatsblutungen dann ganz aus. Die Menopause bezeichnet hier die allerletzte Monatsblutung, die bei Frauen in Deutschland im Durchschnitt mit 51 Jahren auftritt. Die Bandbreite der Menopause ist aber sehr groß, sodass diese auch schon mit 45 einsetzen kann oder auch erst mit Mitte 50. Nach der Menopause ist die hormonelle Umstellung aber immer noch nicht ganz abgeschlossen und nimmt ein paar weitere Jahre in Anspruch. Die Symptome der Wechseljahre werden auch Wechseljahrsbeschwerden genannt und haben ihren Ursprung in der hormonellen Umstellung. In dieser Phase verändert sich der Spiegel der weiblichen Geschlechtshormone, also Östrogen und Progesteron. Die Intensität der Wechseljahrsbeschwerden ist jedoch sehr unterschiedlich. Fast ein Drittel aller Frauen kommen mit den Wechseljahrsbeschwerden gut zurecht und haben wenige bis keine Probleme.[49]

Mit der Menopause sieht sich jede als biologisch definierte Frau irgendwann konfrontiert. Manche Frauen sind weniger und andere deutlich stärker von der Menopause betroffen, jedoch verspürt man diese Phase immer irgendwie als unangenehm. Die Menopause bringt körperliche und psychische Symptome mit sich, wie Hitzewallungen, Herzrasen, Nervosität, Depressionen, Stimmungsschwankungen, Müdigkeit, Lethargie, Kopfschmerzen, Schwindel, Muskel- und Gelenkschmerzen, Schweißausbrüche und weiteres. Die verspürten Beschwerden basieren auf Störungen des vegetativen Nervensystems.

Das bedeutet zwar einerseits, dass sich diese Störungen willentlich kaum beeinflussen lassen, jedoch müssen Sie nicht im Stillen leiden und können einige Kniffe anwenden, die diese Phase des Umbruchs einfacher machen. Früher wurden Medikamente oder starke Psychopharmaka verschrieben, die aber wiederum extreme Nebenwirkungen hatten und die Wechseljahrsbeschwerden nur kurzfristig verringerten. Die beste Methode zur Linderung der Symptome durch den Vagusnerv ist die Massage. Diese können Sie bei Bedarf auch selbst und ohne Partner ausführen. Unterstützend bieten sich hier Atemtechniken und Yoga an.[50]

---

[49] Manus, Irmela: Wechseljahre: Beginn, Symptome, Hilfe bei Beschwerden, in: Apotheken-Umschau, 24.04.2018, https://www.apotheken-umschau.de/krankheiten-symptome/erkrankungen-der-weiblichen-geschlechtsorgane/wechseljahre-beginn-symptome-hilfe-bei-beschwerden-736281.html (abgerufen am 13.05.2021).

[50] Mayer, 2019, S.26-27.

ESSSTÖRUNGEN

Essstörungen können zu der Kategorie der häufigsten chronischen psychischen Störungen im Erwachsenenalter gezählt werden, wobei die Entwicklung einer Essstörung zumeist bereits im jungen Erwachsenenalter oder Jugendalter beginnt. Bei Essstörungen werden drei wesentliche Hauptformen unterschieden. Es gibt die Anorexie (Magersucht), die Binge-Eating-Störung mit regelmäßig auftretenden Essanfällen ohne gewichtsregulierende Maßnahmen und die Bulimie (Ess-Brech-Sucht).

Diese drei Hauptformen werden zwar unterschieden, treten aber als Essstörung häufig in Mischformen auf. Auch die Einflüsse, die zu einer Essstörung beitragen, sind sehr vielfältig und umfassen familiäre, biologische, sozio-kulturelle oder auch individuelle Faktoren.[51] Natürlich gilt, dass nicht jede Person, die eine Diät macht, viel abgenommen hat oder beim Essen mal über die Stränge schlägt, direkt eine Essstörung hat.

Diese Verhaltensweisen können aber, kombiniert mit weiteren Faktoren, der Beginn einer Essstörung sein, die sich oft nur schleichend anbahnt und zu Beginn gar nicht als solche wahrgenommen wird. Die Magersucht ist eine sehr langwierige und schwerwiegende Erkrankung, die unbedingt behandelt werden muss und mit typischen Begleiterscheinungen wie einem starken Gewichtsverlust oder anhaltendem Untergewicht einhergeht. Betroffene haben große Angst davor zuzunehmen und dadurch dick zu werden. Sie schränken Ihre Nahrungsaufnahme extrem ein und haben so ein gestörtes Selbstbild, dass Sie sich trotz starkem Untergewicht noch als viel zu dick und unförmig ansehen. Magersucht ist auch als Anorexie bekannt.[52]

Die Bulimie zeichnet sich eher durch regelmäßige Essanfälle aus, bei denen Menschen in sehr kurzer Zeit deutlich mehr Nahrung zu sich nehmen als viele andere Menschen in vergleichbaren Situationen. Betroffene haben während eines Essanfalls das Gefühl, dass sie gar nicht mehr mit dem Essen aufhören

---

[51] Essstörungen: in: Bundesgesundheitsministerium, o. D., https://www.bundesgesundheitsministerium.de/service/begriffe-von-a-z/e/essstoerungen.html (abgerufen am 13.05.2021).

[52] Aufklärung, Bundeszentrale Für Gesundheitliche: Magersucht, in: © Bundeszentrale für gesundheitliche Aufklärung (BZgA), 21.11.2018, https://www.bzga-essstoerungen.de/was-sind-essstoerungen/arten/magersucht/?L=0 (abgerufen am 13.05.2021).

können und auch nicht kontrollieren können, wie viel sie essen. Aus großer Angst vor einer Gewichtszunahme greifen die Betroffenen dann zu Gegenmaßnahmen, die ungesund sind, aber dafür das Gewicht unten halten. Beispiele für diese Gegenmaßnahmen sind unregelmäßiges Essen, hungern, übermäßig viel Sport treiben oder auch fasten. Viele Betroffene bringen sich selbst auch zum Erbrechen oder nutzen Medikamente, die Abführmittel, entwässernde Stoffe oder Appetitzügler enthalten. Bei Betroffenen ist das Selbstwertgefühl sehr stark mit der Figur und dem Körpergewicht verbunden.[53]

Die Binge-Eating-Störung zeichnet sich durch immer wiederkehrende Essanfälle aus, bei denen die Betroffenen in kurzer Zeit sehr große Mengen an Nahrung zu sich nehmen und das Gefühl haben, die Kontrolle über das eigene Essverhalten zu verlieren. Während dieser Essanfälle essen die Betroffen nicht nur mehr, sondern oft auch schneller, als sie es normalerweise tun würden und hören erst auf zu essen, wenn ein schon unangenehmes Völlegefühl eintritt.

Die Essattacken treten dabei ganz unabhängig vom Hungergefühl auf. Die Betroffenen essen dann oft extra allein und versuchen, die Anfälle vor anderen Personen zu verbergen. Sie ekeln sich nach einem Essanfall oft vor sich selbst, haben Schuldgefühle und sind deprimiert. Die Binge-Eating-Störung unterscheidet sich aber von der Bulimie in dem Punkt, dass die Menschen nach dem Essanfall nicht zu gewichtsregulierenden Maßnahmen greifen, die Erbrechen, Sport oder Hungern beinhalten.[54]

Egal, welche Ausprägung von Essstörungen vorliegt, das autonome Nervensystem spielt bei dieser Art von Erkrankung eine große Rolle. Die Stimulation des Vagusnervs kann aufgrund des psychischen Ursprungs dieser Erkrankung große Entlastung verschaffen. Es bieten sich vor allem Meditation, Yoga und Autosuggestion an, welche bei dieser Diagnose bereits sehr erfolgreich eingesetzt wurden.[55]

---

[53] Aufklärung, Bundeszentrale Für Gesundheitliche: Bulimie, in: © Bundeszentrale für gesundheitliche Aufklärung (BZgA), 21.11.2018a, https://www.bzga-essstoerungen.de/was-sind-essstoerungen/arten/bulimie/?L=0#c159 (abgerufen am 13.05.2021).

[54] Aufklärung, Bundeszentrale Für Gesundheitliche: Binge-Eating-Störung, in: © Bundeszentrale für gesundheitliche Aufklärung (BZgA), 21.11.2018a, https://www.bzga-essstoerungen.de/was-sind-essstoerungen/arten/binge-eating-stoerung/?L=0#c179 (abgerufen am 13.05.2021).

[55] Mayer, 2019, S.25.

FEHLFUNKTIONEN DES VERDAUUNGSSYSTEMS

Wenn Sie Nahrung aufnehmen, gelangt diese durch den Mund über die Speiseröhre in den Magen und Dünndarm und dann über den Dickdarm zum Mastdarm und wird abschließend wieder ausgeschieden.

Das Verdauungssystem hat vor allem die Aufgabe, die Nahrung aufzunehmen und so zu zerkleinern und zu verwerten, dass die Nährstoffe ideal vom Körper genutzt werden können und der Rest anschließend wieder aus dem Körper ausgeschieden werden kann. Nachdem die Nahrung durch die Mundwerkzeuge zerkleinert wurde, gelangt sie in die Speiseröhre und soll dort durch Speichel vor allem gleitfähig gemacht werden, um den Rachen und Magen nicht zu verletzen.

Der Magen wandelt die Nahrung dann in Nahrungsbrei um und reichert sie mit Magensaft an. Der Dünndarm und der Gallengang mischen dem Nahrungsbrei dann auch Pankreassaft bei, damit die Fette und Proteine auch vom Leerdarm absorbiert werden können. So werden auch Wasser und Vitamine aus dem Nahrungsbrei entnommen. Der Dickdarm ist dann der Speicherort für Kot und auch der Ort, an dem Elektrolyte und Wasser resorbiert werden.

Dadurch, dass das Verdauungssystem aus so vielen unterschiedlichen Stationen besteht, können sich auch vielfältige Erkrankungen ausbilden. Einerseits kann bereits die Speiseröhre von Bewegungsstörungen betroffen sein sowie Tumore beherbergen oder es bildet sich die Refluxkrankheit aus. Im Magen besteht die Möglichkeit von Entzündungen oder Geschwüren. Auch Lymphome oder Krebs können in diesem Verdauungsbereich auftreten. Der Dünndarm ist in Hinblick auf Erkrankungen vorwiegend durch eine bakterielle Fehlbesiedlung betroffen.

Dazu kommen mögliche Blutungen der Aufnahmestörungen von bestimmten Stoffen, wie beispielsweise Zucker. Die Bauchspeicheldrüse hingegen hat eher zystische Veränderungen oder Tumore. Im Dickdarm kommt es mitunter zu Erkrankungen wie Divertikulitis, Divertikulose oder kollagener Kolitis. Im Darm siedeln sich auch gerne Krankheitserreger an, die diesen dann beschädigen. Dickdarmkrebs oder Analtumore sind die ernsthaften Erkrankungen im Bereich des Dickdarms. Die Galle könnte von Gallensteinen befallen sein.

Neben diesen Beschwerden gibt es auch eine Vielzahl von funktionellen Erkrankungen, die das Verdauungssystem beeinflussen. Beispiele hier wären das Reizdarmsyndrom oder die funktionelle Dyspepsie. Zysten können sich grundsätzlich im gesamten Verdauungstrakt ergeben. Was Sie vielleicht überrascht ist, dass die Leber ein sehr zentraler Bestandteil des Verdauungssystems ist und ebenso viele unterschiedliche Beschwerden verursachen kann, die sich vor allem dann ergeben, wenn die falsche Nahrung zugeführt wird. Es entstehen womöglich Leberzysten, Leberzirrhose oder Entzündungen durch Viren. Auch eine dauerhafte Überdosierung oder Belastung von bestimmten Drogen oder Medikamenten kann zu einem akuten Leberversagen führen. Ein weiteres häufiges Krankheitsbild ist die autoimmune, chronische Hepatitis. Dazu kommen nicht-alkoholische Fettleberkrankheiten.[56]

Um jegliche Fehlfunktionen des Verdauungssystems mit Hilfe des Vagusnervs in den Griff zu bekommen, muss vor allem die Ernährung als größte Stellschraube zur Unterstützung des Vagusnervs gewählt werden. Nicht nur die ausgewogene Ernährung macht hier Sinn, sondern auch die ketogene Diät mit einer Aufnahme von hochwertigen Fetten und das Intervallfasten. Kombiniert mit mechanischen Übungen, die den Vagusnerv von außen heraus stimulieren, können Beschwerden wie ein nervöser Magen, Verstopfung, Durchfall, Dysbiose oder das Leaky Gut Syndrom deutlich gelindert werden. Selbst Darmerkrankungen, die auf Entzündungen basieren, lassen sich durch die Unterstützung des Heilnervs eindämmen.

Der zehnte Hirnnerv erstreckt sich vom Gehirn bis zum Darm, um dort zu regulieren, Informationen weiterzuleiten und die Neurotransmitter zu kontrollieren. Besonders im Bereich des Verdauungssystems arbeitet der Vagusnerv eng mit dem Immun- und Verdauungssystem zusammen. Dies lässt sich vorrangig dadurch belegen, dass der Vagusnerv der entscheidende Impulsgeber ist, wenn Sie etwas gegessen haben, was nicht mehr genießbar war. Er sendet dann ein Warnsignal zum Gehirn und eine Reihe von folgenden Reaktionen wird ausgelöst.[57]

---

[56] Verdauungssystem - Aufbau, Funktion & Krankheiten | MedLexi.de: in: medlexi, o. D., https://medlexi.de/Verdauungssystem (abgerufen am 13.05.2021).
[57] Mayer, 2019, S.21.

FIBROMYALGIE UND RHEUMATRISCHE ARTHRITIS

Bei Fibromyalgie handelt es sich um eine chronische Schmerzerkrankung, die Schmerzen in unterschiedlichen Körperregionen verursacht und vor allem meist in der Nähe von Gelenken und Muskeln wirkt. Fast bei allen Krankheitsverläufen ist auch die Wirbelsäule betroffen. Außerdem erkranken Frauen sechs bis sieben Mal häufiger an Fibromyalgie als Männer.

Die genauen Ursachen der Erkrankung sind bis heute nicht bekannt, jedoch weiß man, dass bestimmte Faktoren das Risiko, zu erkranken, erhöhen können. Zu diesen Risikofaktoren gehören Stress im Alltag und im Arbeitsleben, diverse psychische Belastungen wie Traumata, Misshandlungen in der Kindheit oder im Erwachsenenalter, Rauchen, Übergewicht oder zu wenig körperliche Aktivität. Das Syndrom der Fibromyalgie tritt außerdem auch infolge einer anderen Erkrankung in Form einer Sekundärerkrankung auf. Neben der medikamentösen Therapie gibt es außerdem nicht-medikamentöse Ansätze, die Maßnahmen wie Gehen, Schwimmen, Fahrradfahren, Tanzen, Nordic-Walking oder Muskelaufbautraining umfassen. Außerdem gibt es bereits vielversprechende Erfolge mit dem Einsatz von Entspannungstechniken wie Meditation, Autogenes Training, Biofeedback, Entspannung durch Fantasiebilder und Techniken zur Schmerzbewältigung.[58]

Rheumatische oder rheumatoide Arthritis ist die häufigste entzündliche Gelenkerkrankung und betrifft direkt eine Vielzahl von Gelenken. In Deutschland erkrankt eine von 100 Personen, wobei Frauen dreimal häufiger betroffen sind als Männer. Die Krankheit kann in jedem Alter auftreten, beginnt aber am häufigsten nach dem 50. Lebensjahr bei Frauen und bei Männern um die 10 Jahre später. Wenn die Erkrankung bei Kindern vorkommt, spricht man von einer juvenilen idiopathischen Arthritis.

Genauso wie bei der Fibromyalgie, sind die genauen Ursachen der Erkrankung bisher nicht geklärt. Es ist aber wahrscheinlich, dass genetische Faktoren diese Erkrankung auslösen, wobei auch Bakterien und Viren noch mit auf der

---

58 Fibromyalgie: in: Deutsche Rheuma-Liga Bundesverband e. V., 18.03.2021, https://www.rheuma-liga.de/rheuma/krankheitsbilder/fibromyalgie (abgerufen am 13.05.2021).

Verdachtsliste stehen. Neben den erblichen Faktoren spielen auch Umwelteinflüsse eine Rolle, da Untersuchungen gezeigt haben, dass Rauchen das Erkrankungsrisiko maßgeblich erhöhen kann. Auch der Krankheitsverlauf ist bei Rauchern tendenziell schwerer. Der Entzündungsprozess im Gelenk ist inzwischen deutlich besser bekannt und hier spielt das Immunsystem eine große Rolle. Als Schutz gegen Krankheiten und Fremdstoffe greift das Immunsystem bei dieser Erkrankung irrtümlich das eigene Körpergewebe an, wodurch sich auch die Gelenke entzünden. Diese Art von Angriff auf den eigenen Körper ist eine Autoimmunreaktion.[59]

Der Körper ist für seine eigene Gesundheit auf ein gut funktionierendes Immunsystem angewiesen. Wenn dieses jedoch nicht nur gut, sondern viel zu gut reagiert, können diverse Autoimmunerkrankungen entstehen. Autoimmunerkrankungen entstehen immer durch eine Überreaktion des Immunsystems, welches den Körper dann dazu bringt, die eigenen Körperzellen anzugreifen, obwohl dazu keinerlei Grund besteht. Es entstehen Nervenleiden oder Entzündungen im gesamten Körper, die Symptome wie Stauungen, Schwellungen, Schmerzen und noch vieles mehr auslösen können. Bei Fibromyalgie handelt es sich um Weichteilrheuma, welches nicht auf Entzündungen beruht. Sie verspüren womöglich Schmerzen im gesamten Körper, die einhergehen mit Erschöpfung, Müdigkeit und Schlafstörungen.

Fibromyalgie hat unterschiedliche Ursachen, kann sich aber auch durch eine zu starke Dominanz des Sympathikus entwickeln. Durch die Aktivierung des Parasympathikus und Vagusnervs wird diese Dysbalance wieder behoben. Zur Linderung der Symptome und Schmerzen bei dieser Erkrankung werden idealerweise die Neurotransmitter-Rezeptoren für Acetylcholin angepeilt und durch Nervenaktivierung in ihrer Funktion verstärkt. Die bessere Versorgung mit Acetylcholin hat eine entzündungshemmende Wirkung. Die verbesserte Arbeit der Rezeptoren kann durch die Vagusnervstimulation erreicht werden.

In einer Studie aus 2014 wurde der vagale Tonus bei Probanden mit diesen Autoimmunerkrankungen bewusst niedrig gehalten und dann wieder stimuliert. Nach Erhöhung des vagalen Tonus verbesserten sich sowohl Nervenleiden

---

[59] Rheumatoide Arthritis: in: Deutsche Rheuma-Liga Bundesverband e. V., 04.05.2021, https://www.rheuma-liga.de/rheuma/krankheitsbilder/rheumatoide-arthritis (abgerufen am 13.05.2021).

als auch Entzündungen nachweislich. Der weitere Krankheitsfortschritt wurde durch die regelmäßige Vagusstimulation außerdem vermindert oder gestoppt. Diese Abmilderung des Krankheitsverlaufes geschieht dadurch, dass Kreisläufe an neuronalen Reflexen die Ausschüttung von Zytokinen regulieren und sich in Folge somit das homöstatische Gleichgewicht wieder herstellt.[60]

GEMÜTSSTÖRUNGEN

Zwischen Gemütsstörungen und Persönlichkeitsstörungen gibt es Unterschiede, die auf den ersten Blick nicht unbedingt deutlich werden. Eine Stimmung ist eine Geisteshaltung, während die Persönlichkeit hingegen die Kombination aus verschiedenen Faktoren ist, die einen Menschen zu dem machen, der er ist. Zu diesen Faktoren gehören Gefühle, Handlungen und Gedanken, was also zeigt, dass es durchaus einen Unterschied zwischen der Persönlichkeit und der Stimmung, also dem Gemüt gibt.

Stimmungsstörungen sind gekennzeichnet durch psychische Zustände, die bei dem betroffenen Menschen auch zu starken Stimmungsschwankungen führen können. Persönlichkeitsstörungen sind vor allem Gedanken und Verhaltensweisen, die nicht in die kulturellen Erwartungen der jeweiligen Gesellschaft passen oder diesen sogar widersprechen. Stimmungsschwankungen sind etwas ganz Normales und treten bei jedem Menschen zwischendurch auf. Stimmungsstörungen sind jedoch psychische Zustände, die sehr starke Stimmungsschwankungen bewirken können.

Die Stimmungsstörung ist von Erregung geprägt, welche den Betroffenen extrem glücklich oder sogar ekstatisch stimmt, aber auch zu starker Hoffnungslosigkeit führen kann. Stimmungsstörungen sind beispielsweise Depressionen, Dysthymie, bipolare Störung und zyklothymische Störung. Stimmungsstörungen werden durch genetische, biologische, soziale und psychologische Faktoren verursacht.[61]

---

[60] Mayer, 2019, S. 18–19.

[61] Unterschied zwischen Stimmungsstörungen und Persönlichkeitsstörungen / Psychologie: in: Der Unterschied zwischen ähnlichen Objekten und Begriffen., o. D., https://www.sawakinome.com/articles/psychology/difference-between-mood-disorders-and-personality-disorders.html (abgerufen am 13.05.2021).

Die Behandlung von Gemütsstörungen ist der Behandlung von Wechseljahrsbeschwerden sehr ähnlich. Greifen Sie hier vor allem zu Massagen.[62]

HERZVERSAGEN UND HERZERKRANKUNGEN

Herzkrankheiten fassen alle Krankheitsbilder zusammen, die den Herzmuskel betreffen und Einfluss auf die Herztätigkeit haben. Man unterscheidet grundsätzlich zwischen organischen und funktionellen Herzkrankheiten. Besonders typische Herzerkrankungen sind Herzinfarkt, koronare Herzkrankheit, Herzinsuffizienz, Kardiomyopathie und Myokarditis.

Eine Herzkrankheit der funktionellen Sorte macht Beschwerden, die aber auf eine harmlose Überreaktion des vegetativen Nervensystems zurückzuführen sind. Diese Herzkrankheiten sind im Gegensatz zu Krankheiten mit organischem Ursprung ungefährlich. Die koronare Herzkrankheit entsteht durch eine Arterienverkalkung, die eine eingeschränkte Durchblutung und einen Sauerstoffmangel im Herzen nach sich zieht.

Typische Symptome sind dann Schmerzen in diversen Körperregionen, stechende oder brennende Schmerzen in der Brustgegend, Schweißausbrüche und Engegefühle. Die Erkrankung Angina pectoris bringt eine ganz plötzlich auftretende Todesangst und Herzenge mit sich und ist oft von stechenden Schmerzen und Atemnot begleitet.

Diese Beschwerden strahlen vorrangig in den linken Arm aus. Ein Herzinfarkt hat immer ein verstopftes Herzkranzgefäß als Ursache, wodurch Sauerstoffmangel und mangelhafte Durchblutung des Herzens eintritt. Ein Herzinfarkt kündigt sich an und beginnt mit Schmerzen hinter dem Brustbein, die auch in Rücken, Arm, Kiefer und Bauchraum ausstrahlen können. Eine häufige Begleiterscheinung des Herzinfarkts ist ein Kreislaufzusammenbruch. Eine Herzschwäche wird oft durch eine andere Erkrankung wie Herzrhythmusstörungen oder Bluthochdruck ausgelöst, die zum Blutstau in Leber, Beinen oder Bauchraum führen kann. Herzrhythmusstörungen werden in Tachykardie und Bradykardie unterteilt.

---

[62] Mayer, 2019, S.27

Bei einer Tachykardie schlägt das Herz zu schnell und es kann sich ein lebensgefährliches Kammerflimmern entwickeln. Bei einer Bradykardie schlägt das Herz dementsprechend zu langsam.[63]

In der westlichen Welt sind Herzerkrankungen und Herzversagen bislang die häufigste Todesursache, weshalb sich auch die Schulmedizin in diesem Gebiet gesteigert hat. Die letzten zwei Jahrzehnte schulmedizinische Entwicklung haben chirurgische Eingriffe und schnelle Behandlungen hervorgebracht, die sehr viele Leben retten oder diese noch maßgeblich verlängern können. Seit ein paar Jahren geschieht aber parallel auch ein Umdenken, welches sich mehr auf die Prophylaxe als die Behandlung der schon entstandenen Krankheit fokussiert.

Die Stimulation des Vagusnervs kann durch seine gute Vernetzung besonders im Herzen einer der Vorreiter unter den präventiven Therapierungsmöglichkeiten werden. Die Aktivität des Sympathikus wird herabgesetzt, das Stresslevel reduziert und der Körper in einen Zustand gebracht, in dem Heilungsprozesse stattfinden können. Trotzdem muss die korrekte Balance zwischen Parasympathikus und Sympathikus aufrechterhalten werden.[64]

KOMPLEXES REGIONALES SCHMERZSYNDROM

Das komplexe regionale Schmerzsyndrom wurde zu früheren Zeiten auch Morbus Sudeck oder sympathische Reflexdystrophie genannt und ist eine Schmerzerkrankung, die durch die Forschung noch besser begriffen werden muss. Sie tritt beispielsweise in Folge einer Körperschädigung auf und umfasst eine Konstellation von entzündlichen Symptomen, Schmerzen, reduzierter Kraft und Beweglichkeit sowie Störungen der Sensibilität in dem Körperbereich. Die Kurzform der Krankheit ist CPRS. CPRS tritt mit einer Häufigkeit von 2 bis 15 % nach Verletzungen der Beine oder Arme auf und entwickelt sich vorrangig nach Operationen, Knochenbrüchen und weiteren schwerwiegenden Verletzungen. CPRS kann auch nach leichten Verletzungen auftreten, was jedoch deutlich seltener ist. Diese Erkrankung betrifft, wie Sie vielleicht schon

[63]Herzkrankheiten - Ursachen, Symptome & Behandlung | MedLexi.de: in: medlexi, o. D., https://medlexi.de/Herzkrankheiten (abgerufen am 13.05.2021).
[64] Mayer, 2019, S. 23

herauslesen konnten, vor allem körperferne Bereiche wie die Hände oder Füße, wobei Frauen auch bei diesem Krankheitsbild zwei- bis dreimal häufiger betroffen sind als Männer. CPRS ist wie die Wechseljahre eine erst später im Leben auftretende Verfassung, die am häufigsten zwischen dem 40. und 70. Lebensjahr beginnt.

Trotzdem besteht die Möglichkeit, dass diese Erkrankung auch im Kindesalter oder hohen Alter auftritt. Die Ursachen der Krankheit sind bisher nicht eindeutig geklärt, scheinen aber eine Kombination von neurogenen und entzündlichen Faktoren zu beinhalten. Hierbei spielen auch Veränderungen im Rückenmark und Gehirn eine Rolle. Die Symptomatik der Krankheit kann sich im Krankheitsverlauf ändern.[65]

Die im Titel benannte Erkrankung ist eine orthopädisch, neurologisch, traumatologische Erkrankung, welche vor allem nach Entzündungen, Operationen und Traumata auftreten kann. Symptome dieser Erkrankung sind Ödeme, Durchblutungsstörungen, Funktionseinschränkungen, Schmerzen und Hautveränderungen. Sämtliche Krankheiten aus diesem Bereich begründen sich mit einem großen Teil auf der Dysbalance zwischen Parasympathikus und Sympathikus, weshalb die Behandlung durch den Vagusnerv hier auch so effektiv ist. Der wieder aktivierte Vagusnerv stärkt nicht nur das Immunsystem, sondern reguliert auch das Schmerzempfinden. So werden Erkrankung und Symptome zeitgleich angegangen.[66]

KREBS

Krebs ist in seinem Ursprung eine Erkrankung der Gene. Krebszellen entstehen immer dann, wenn sich spezielle Abschnitte der Erbsubstanz verändern, nicht repariert werden und dann die Erbinformation verfälschen. Je älter ein Mensch wird, desto unzuverlässiger arbeitet auch der Reparaturmechanismus der Gene, was sich vor allem in Neuerkrankungszahlen widerspiegelt. Das mittlere Erkrankungsalter für Krebs liegt für Männer sowie für Frauen bei 69 Jahren.

[65]Komplex Regionales Schmerzsyndrom (CRPS): in: Schmerzgesellschaft, o. D., https://www.schmerzgesellschaft.de/topnavi/patienteninformationen/schmerzerkrankungen/komplex-regionales-schmerzsyndrom-crps (abgerufen am 13.05.2021).
[66] Mayer, 2019, S.23.

Jedoch gibt es auch Krebsarten, die vorrangig bei jüngeren Erwachsenen auftreten, wie beispielsweise Hodenkrebs.

Es gibt viele verschiedene krebsauslösende Faktoren, die die Gene verändern und eine Krebsentstehung auf diese Weise fördern können. Dazu gehören UV-Strahlen, Chemikalien, Tabakrauch, erhöhter Alkoholgenuss, chronische Infektionen und generell eine ungesunde Lebensweise. Krebs ist so gefährlich, weil die Tumorzellen sich selbst zur Teilung stimulieren können und wachstumshemmende Signale aus der Zellumgebung einfach ignorieren. Zudem können Tumorzellen bestehende Blutgefäße anzapfen, um diese für das eigene Fortleben zu nutzen. Am gefährlichsten ist jedoch die Eigenschaft, dass Krebszellen in benachbartes Gewebe eindringen können, sich so im Körper ausbreiten und auch entferntere Stellen erreichen, an welchen neue Krebsgeschwüre gebildet werden. Gerade diese Metastasen machen einen bösartigen Tumor zur lebensbedrohlichen Gefahr.[67]

Die Erkrankung Krebs ist durch ihre vielfältige Ausprägung sehr komplex und besonders in Hinblick auf die Beeinflussung mit dem Vagusnerv muss man die unterschiedlichen Krebserkrankungen separieren. Krebszellen entstehen im Grunde wie Entzündungen spontan in unserem Körper und meistens sind Tumornekrosefaktoren oder proinflammatorische Proteine wie Interleukin 6 an der Krebsentwicklung beteiligt. Gesunde Zellen werden manipuliert, angegriffen, dabei sogar umgebildet und vermehren sich dann unkontrolliert. Der Vagusnerv kann den Organismus dabei unterstützen, die möglichen Krebs- und Entzündungszellen so unter Kontrolle zu bringen, dass die Entzündungsherde oder Krebszellen keine schädliche Wirkung entfalten und/oder sich nicht weiter vermehren. Bei Krebs liegt der Fokus oft besonders auf der körperlichen Konstitution, dabei leidet die Psyche unter dieser Krankheit mindestens genauso.

So lebensverändernde Diagnosen sind oft ein großer Schlag für die Psyche, vor allem wenn die Begriffe lebensbedrohlich oder tödlich fallen. Diese Umschreibung gibt es zwar in der Schulmedizin, aber nicht in der alternativen

---

[67] Was ist Krebs? in: Krebshilfe, 03.03.2021, https://www.krebshilfe.de/informieren/ueber-krebs/was-ist-krebs/ (abgerufen am 13.05.2021).

Medizin, die auch die Vagustherapie mit umfasst. Natürlich sind wir alle sterblich und werden irgendwann den Weg des Lebensendes bestreiten.

Diese harten und dramatischen Ausdrücke für bestimmte Diagnosen machen den Ernst der Lage auch sehr klar, jedoch müssen sie nicht allgemeingültig sein. Es gibt immer wieder Menschen, die vom Arzt gesagt bekommen, dass sie noch eine bestimmte Lebenszeit erwarten können und müssten vielleicht bereits seit 10 Jahren verstorben sein, sind aber immer noch hier. Besonders bei Krebs lohnt sich die Kombination aus schulmedizinischer und alternativer Therapie. Nur mit Atemübungen werden Sie nicht dasselbe Resultat erreichen, welches Sie durch eine effektive Strahlentherapie hervorbringen.

Trotzdem können alternative Heilmethoden als Unterstützung zur Schulmedizin fungieren und dem Körper dabei helfen, den Prozess besser zu verarbeiten und damit auch buchstäblich Leben verlängern. Sämtliche Übungen, Tipps und Tricks, die in diesen Kapiteln beschrieben werden, können Ihnen helfen, einen kühlen Kopf zu bewahren und nicht in ein tiefes psychisches Loch zu fallen, welches Ihren Körper zusätzlich belastet.

Mit Hilfe der Vagusnervstimulation können Sie Ihrer Psyche Gutes tun und diese so stärken, dass sich das auch auf Ihren Körper und Ihre Einstellung auswirkt. Die so dringend benötigte positive Einstellung gelingt am besten mit einer gewissen mentalen Stärke und zumindest abgemilderten Schmerzen. Und genau hier kommt der Vagusnerv ins Spiel. Dieser wirkt sich durch seine Aktivierung beruhigend auf das Gemüt und dämpfend auf den Sympathikus aus, welcher maßgeblich an Schmerzreaktionen beteiligt ist. Das Wohlbefinden, die Heilung und die zuversichtliche Einstellung, dass Sie wieder gesund werden können, gehen Hand in Hand und bilden einen Kreislauf, welcher Sie entgegen zum berühmten Teufelskreis wieder auf die richtige Bahn und in ein gesunderes Leben transportieren kann.[68]

---

[68] Mayer, 2019, S.29-30.

MIGRÄNE UND KOPFSCHMERZEN

Kopfschmerzen sind mitunter die häufigsten Schmerzsymptome, mit denen sich Medizinier im Alltag konfrontiert sehen. Bei Kopfschmerzen unterscheidet man primäre und sekundäre Kopfschmerzen. Primäre Kopfschmerzen umfassen Migräne, Spannungskopfschmerzen, Hirnnervenneuralgien und Kopfschmerzen als Ausdruck psychischer Konfliktsituationen (Konversionskopfschmerzen). Sekundäre Kopfschmerzen umfassen die Schmerzen, welche durch Infektionen hervorgerufen werden oder nach einem Schädel-Hirn-Trauma auftauchen.

Dazu gehören entzündliche Erkrankungen des Gehirns, traumatische Hirnverletzungen, Gefäßmissbildungen des Gehirns, Epilepsie, Erkrankungen der hirnversorgenden Gefäße, Erkrankungen des knöchernen Schädels, Erkrankungen der Halswirbelsäule, Hirntumor sowie Augen-, Nebenhöhlen-, Ohr-, Zahn- und Kiefererkrankungen. Kopfschmerzen bei Allgemeinerkrankungen werden ausgelöst durch Allergien, Bluthochdruck, Infektionen mit Fieber, Vergiftungen, Blutarmut und Medikamentenmissbrauch. Kopfschmerzen können gelegentlich, anfallsartig oder auch chronisch auftreten.

Der menschliche Schädel beherbergt einerseits das Gehirn und andererseits weitere Strukturen, die die Blutversorgung und den Schutz des Gehirns gewährleisten.

Das Gehirn besteht dabei aus Millionen von Nervenzellen, welche den Hirnhäuten als Schutzhüllen umgeben sind. Die Blutversorgung des Gehirns wird durch die Halsschlagadern gewährleistet. Obwohl das Gehirn aus Nervenzellen besteht, sind diese an sich nicht schmerzempfindlich und auch das Symptom Kopfschmerz wird nicht durch die Gehirnstruktur selbst verursacht, sondern durch die Reizung von bestimmten Schmerzrezeptoren, die in den Hirnhäuten sitzen und sich entlang der hirnversorgenden Gefäßbahnen erstrecken. Die Ursachen von Kopfschmerzen sind sehr vielfältig, wobei gefäßbedingte Ursachen 80 % der Kopfschmerzen ausmachen.[69]

---

[69] Gesundheit.de: Kopfschmerzen – Ursachen & Behandlung, in: Gesundheit.de, 13.10.2020, https://www.gesundheit.de/krankheiten/schmerz/kopfschmerzen/kopfschmerzen-ursachen-behandlung-vorbeugung (abgerufen am 13.05.2021).

Migräne fällt in die Kategorie der anfallsartigen Kopfschmerzen und kehrt in regelmäßigen Abständen wieder. Manche Menschen haben nur einmal im Jahr Migräne aber andere dafür fast täglich. Migräne ist ein stechender, pochender oder pulsierender Kopfschmerz, der vorwiegend einseitig auftritt, sich aber auch auf die andere Kopfhälfte ausdehnen kann.

Migräneattacken haben eine Dauer von wenigen Stunden bis hin zu drei Tagen und werden von vegetativen Symptomen wie Übelkeit, Appetitlosigkeit, Licht- und Lärmscheu sowie einer Überempfindlichkeit gegenüber Gerüchen begleitet. Zudem verschlimmert jegliche körperliche Bewegung den Schmerz noch. Die Migräne kann auch mit einer Aura auftreten, die sich durch Sehstörungen, Punkte im Sichtfeld oder andere Sehbeeinträchtigungen äußert. Die Sonderform der Migräne mit Aura kommt bei ungefähr 15 % der Patienten vor und hält bis zu 30 Minuten an.[70]

Kopfschmerzen, aber auch Migräne sind ein sehr unangenehmer Zustand, den viele von uns kennen. Bei Kopfschmerzen tritt das typische Ziehen, Pochen und Hämmern an der Stirn auf, welches sich bis in den Nackenbereich ziehen kann. Migräne-Attacken sind jedoch wie der große Bruder des Kopfschmerzes und bringen noch weitere unangenehme Symptome mit sich. Neben Lichtempfindlichkeit tritt auch Übelkeit bis hin zum Erbrechen auf und es gibt nicht einmal großartig medikamentöse Hilfe.

Das Problem ist, dass die meisten Menschen sich den Ursprung der auftretenden Migräne-Attacke nicht erklären können. Neben Migräne wirkt sich die Vagusstimulation auch auf Clusterkopfschmerzen aus. Die Stimulation fungiert einerseits als Prophylaxe und zudem auch als direkte Schmerzbehandlung in der Kopfschmerzsituation. Eine vorbeugende Stimulation kann also auch dafür sorgen, dass die Kopfschmerzen gar nicht oder in geringerem Maße auftreten.

Besonders bei der Arbeit mit dem Vagusnerv im Rahmen von Kopfschmerzen ist ein Tagebuch sehr wichtig, weil Sie so am schnellsten feststellen können, welche Techniken bei Ihnen am effektivsten sind. Eine gute Basis bildet hier vorausgehend das Schmerztagebuch, in dem Sie notieren, wann die Schmerzen

[70] Migräne: Ursachen - www.neurologen-und-psychiater-im-netz.org: in: Neurologen und Psychiater im Netz, o. D., https://www.neurologen-und-psychiater-im-netz.org/neurologie/erkrankungen/migraene/ursachen/ (abgerufen am 13.05.2021).

auftreten, wie stark diese sind und auch welche Art von Schmerz Sie verspüren. So können Sie sich mit etwas Überblick klarer machen, warum es eventuell überhaupt zum Kopfschmerz kommt.

Dazu macht es Sinn, sich vorher auch zu notieren, wie Sie geschlafen haben, was Sie gegessen haben, wie viel Sie getrunken haben oder ob Sie gestresst waren. Zu bekannten Auslösern gehören auch Düfte oder Gerüche, auf die wir empfindlich reagieren. Wenn Sie sich nun einen Überblick über Ihr Schmerzverhalten verschafft haben, notieren Sie sich im Folgenden, welche der verschiedenen Techniken zur Vagusnervstimulation Sie angewendet haben und wie wirksam diese für Sie waren. Achten Sie bei allem auf Ihre Emotionen, denn diese sind besonders gerne der Auslöser für Kopfschmerzen und auch Migräne.

Bei der Vagusnervstimulation, die sich besonders auf die Kopfschmerzen auswirken soll, ist es wichtig darauf zu achten, dass durch die Stimulation auch auf übergeordnete Hirnzentren eingewirkt wird. Durch die Stimulation übergeordneter Hirnzentren setzt der Körper weniger Glutamat frei. Glutamat findet sich nämlich nicht nur als Zusatzstoff in vielen Lebensmitteln, sondern wird vom Körper auch selbst produziert. Dieser Stoff sorgt unter anderem für Kopfschmerz und ist auch vermehrt in Parmesan zu finden. Bereits seit 1997 werden einige Arten von Kopfschmerzen durch nichtinvasive und invasive elektrische Stimulation des Vagusnervs gemildert und präventiv behandelt.

Die elektrische Stimulation in Bezug auf Clusterkopfschmerzen oder Migräne konnte bereits wissenschaftlich belegt werden. Bei der Untersuchung zur Ursache von Migräne stieß man auf eine Ungleichheit zwischen dem sympathischen und parasympathischen Teil des menschlichen Nervensystems. Diese fehlende Ausgeglichenheit zwischen den beiden Bereichen entsteht sehr oft durch eine verminderte Aktivität des Vagusnervs.

Genau aus diesem Grund kann die Vagusnervstimulation so gut als präventive Maßnahme angewendet werden. Manche Techniken wenden Sie bei Kopfschmerzen oder Migräne womöglich schon unbewusst richtig an. Tritt der Schmerz dann auf, können Sie die Ohren mit den Fingern leicht reiben, kreisenden Druck auf die Nasenwurzel oder die Stelle des ‚dritten Auges' ausüben und verschaffen sich somit Erleichterung. Wenn Sie jedoch häufig unter Kopfschmerzen leiden, reicht diese kurze örtliche Behandlung womöglich nicht aus und Sie sollten den Vagusnerv eher als allumfassend wahrnehmen und auch so behandeln.[71]

MULTIPLE SKLEROSE

Laut Schätzungen leben 2,5 Millionen Menschen weltweit mit MS, wobei die Verteilung ungleichmäßig ist. Die Häufigkeit der Erkrankung steigt mit der Entfernung zum Äquator und jährlich werden mehr als 10.000 Menschen neu mit MS diagnostiziert. Frauen erkranken doppelt so häufig wie Männer und die Erkrankung wird zumeist zwischen dem 20. und 40. Lebensjahr festgestellt. Das Gehirn ist wie eine Schaltzentrale, in der die Signale über das Rückenmark zum Körper gesendet werden und auf ihrem Weg von diversen Nervenfasern geleitet werden. Die Nervenfasern wirken wie elektrische Kabel, welche zusätzlich von einer Art Isolierschicht umgeben sind. Diese Schutzschicht besteht aus Myelin.

Wenn nun ein Entzündungsherd in der Schutzschicht der Nervenfasern entsteht, kommt es zur Störung der Signalübertragung. Die Betroffenen haben dann Missempfindungen, stolpern schneller oder haben Sehschwierigkeiten. Wenn mehrere Entzündungsherde gleichzeitig mit einem hohen Tempo auftreten, handelt es sich um einen Schub. Besonders zu Beginn der Erkrankung treten motorische Störungen auf, die von einem Steifigkeitsgefühl begleitet werden. Diese spastischen Lähmungserscheinungen betreffen zumeist die Beine. Hinzukommt ein Kontrollverlust der Blase, sodass sich in Folge eine Inkontinenz ausbilden kann. Zudem gibt es Beschwerden, die nicht so gut sichtbar oder fassbar sind. Diese umfassen eine vorzeitige und abnorme Erschöpfbarkeit, Einschränkungen der Aufmerksamkeit, kognitive Störungen, Einschränkungen der Konzentration und Merkfähigkeit, Schmerzen, Schwindel, sexuelle Funktionsstörungen sowie depressive Verstimmungen.[72]

Besonders die berühmte Fatigue ist ein sehr bekanntes und weit verbreitetes Symptom der Multiplen Sklerose. MS ist eine chronische, neurologische, entzündliche und autoimmune Erkrankung, die ebenso facettenreiche

[71] Mayer, 2019, S. 16–18.
[72] Was ist Multiple Sklerose? in: DMSG - Deutsche Multiple Sklerose Gesellschaft Bundesverband e.V., 01.04.2021, https://www.dmsg.de/multiple-sklerose-infos/was-ist-ms/ (abgerufen am 13.05.2021).

Symptome hat. Bei dieser Krankheit werden die Nervenzellen des zentralen Nervensystems angegriffen und geschädigt. Dadurch ergeben sich oft massive Erschöpfungszustände. Der Vagusnerv kann in diesem Fall die vegetative Kontrolle unterstützen und sollte auf vielfältige Weise angesprochen werden. Es ist also ratsam, die ganze Palette an Möglichkeiten der Vagusstimulation auszunutzen und diese parallel zur schulmedizinischen Therapie anzuwenden.[73]

PSYCHISCHE STÖRUNGEN

Eine psychische Störung ist eine vorübergehende Erkrankung mit psychischen Symptomen, dessen Behandlung notwendig ist. Die Störungen sind immer auf das Umfeld bezogen, weil das Umfeld definiert, was normal ist und was nicht. Psychische Störungen sind mit ihren vielen Facetten und in ihrer Vielfalt unübersehbar und können nur schwer einheitlich klassifiziert werden. Nach der international classification of diseases werden 10 Gruppen von psychischen Störungen unterschieden. Demnach gibt es substanzinduszierte, organisch verursachte, Störungen des schizophrenen Formenkreises, Störungen des Kindes- und Jugendalters und affektive Störungen.[74]

Für die Behandlung von psychischen Störungen gibt es eine ganze Bandbreite an Therapiemöglichkeiten und meistens kommt die Wahl der Therapie auf die individuelle Diagnose an. Ein Mensch mit Depressionen würde nicht dieselbe Therapie erhalten wie ein Mensch mit einer Phobie. Der Vagusnerv kann hier besonders gut einspringen, wenn bereits einige Therapieansätze getestet wurden und der Patient auf diese einfach nicht anspricht. Außerdem kann nicht jeder Patient aus bestimmten Gründen medikamentös behandelt werden, obwohl diese Therapieform vielleicht sehr effektiv wäre.

Die meisten psychischen Störungen werden durch negative Erlebnisse oder negative Emotionen ausgelöst, sodass die Patienten eine gestörte Wahrnehmung der Realität entwickeln. Egal, wie sich die psychische Störung ausprägt, sie hängt eng mit den Nervenbahnen zusammen und erlaubt im Nervensystem somit einen therapeutischen Ansatzpunkt.

---

[73] Mayer, 2019, S. 28.
[74] Psychische Störung: in: Lexikon der Psychologie, o. D., https://www.spektrum.de/lexikon/psychologie/psychische-stoerung/12025 (abgerufen am 13.05.2021).

Tatsächlich bedienen sich immer mehr Therapeuten heutzutage den moderneren Stimulationsverfahren, unter die auch die Vagusstimulation fällt. Diese verkörpert die Weiterentwicklung der Elektrokonvulsionstherapie. Auch hier gilt, dass man sich nicht des Stroms bedienen muss und auch auf sein eigenes Wissen und seinen Körper zurückgreifen kann, um die Vagusstimulation mit Übungen zu bewirken.[75]

SÜCHTE

Eine Sucht bezeichnet die Abhängigkeit von einer Substanz wie Alkohol, Zigaretten oder andere Drogen. Zudem ist eine Sucht aber auch die Bezeichnung für nicht mehr kontrollierbare schädliche Verhaltensweisen. Darunter fallen beispielsweise die Glücksspielsucht, Kaufsucht oder Internetsucht.

Diese Verhaltensweisen müssen zwanghaft immer wieder ausgeführt werden. Alle Süchte haben Toleranzentwicklung, Kontrollverlust und Entzugssymptome gemeinsam. Die Merkmale aller Süchte, auch wenn es verschiedene gibt, sind doch immer dieselben. Es gibt ein starkes Verlangen nach der Substanz oder der Verhaltensweise, Schwierigkeiten, das eigene Suchtverhalten zu kontrollieren sowie häufige Rückfälle, physische und psychische Entzugssymptome, man benötigt immer größere Mengen der Substanz oder muss das Verhalten immer öfter ausüben, man vernachlässigt andere Verpflichtungen, Vergnügen, Interessen oder Aktivitäten und die Sucht wird trotz besseren Wissens und trotz der bewussten schädlichen Folgen nicht aufgegeben.

Es gibt ebenso eine Reihe von Risikofaktoren, die die Entwicklung einer Sucht begünstigen. Neben einer vererbten Suchtveranlagung sind dies auch bestimmte psychische Vorerkrankungen wie ADHS oder Depressionen, die ungünstige Bewältigung von Stress, zerrüttete Familien und getrennte Eltern sowie süchtige Menschen im engen Umfeld wie Familie oder Freunde. Menschen, die eher zu einer Sucht neigen, weisen in vielen Fällen bestimmte Persönlichkeitsmerkmale auf. Sie haben eine höhere emotionale Labilität, neigen zu

[75] Mayer, 2019, S.25.

Depressionen, haben eine gestörte Mutter-Kind-Beziehung und ein geringes Selbstvertrauen.[76]

Das Gesicht der Sucht ist sehr vielfältig, weil man buchstäblich von allem süchtig werden kann. Egal, welcher Sucht Sie verfallen sind, ob Alkohol, Schokolade oder Medikamente, das Gehirn ist immer so programmiert, dass Sie sich fast nur auf diese Begierde konzentrieren können und andere Dinge nebensächlich werden.

Das Lossagen von einer Sucht ist kein leichtes Unterfangen, was sich allein schon zeigt, wenn wir bei einer Ernährungsumstellung beispielsweise plötzlich auf Zucker verzichten sollen. Bei der Entwöhnung von Süchten kann der Vagusnerv zwar keine alleingültige Lösung verkörpern, jedoch macht sich die Vagusstimulation sehr gut als Begleiter und unterstützt physische sowie psychische Heilungsprozesse im Körper. Der aufgebaute Stress durch den Entzug kann durch den Vagusnerv abgemildert werden und das aufgewühlte Nervensystem wird wieder etwas in Balance gebracht.[77]

TINNITUS

Tinnitus lässt sich in zwei Arten unterteilen, den objektiven und den subjektiven Tinnitus. Der objektive Tinnitus hat eine messbare Schallquelle, wie atemabhängige, muskulär- oder gefäßbedingte Geräusche, die sich in der Nähe des Innenohrs befinden. Der subjektive Tinnitus hat keine messbare Schallquelle im Körperinneren und trotzdem nehmen die Betroffenen aufgrund einer fehlerhaften Informationsverarbeitung im Hörsystem ein Ton oder Geräusch wahr. Diese Form des Tinnitus ist deutlich häufiger vertreten als der objektive Tinnitus.

Neben dieser Einteilung gibt es auch eine zeitliche Differenzierung. Es gibt eine akute Phase, welche sich über die ersten drei Monate nach erstmaligem Auftreten des Ohrgeräusches erstreckt. Erst wenn diese Drei-Monats-Grenze überschritten wurde und das Ohrgeräusch weiterhin besteht, handelt es sich um einen chronischen Tinnitus. Oft wird auch von einem subakuten Tinnitus

---

[76]Sucht - Lexikon der Psychologie | Psychomeda: in: Psychomedia, o. D., https://www.psychomeda.de/lexikon/sucht.html (abgerufen am 13.05.2021).
[77] Mayer, 2019, S.24.

gesprochen, wenn sich dieser über einen Zeitraum von 3 bis 12 Monaten erstreckt.[78]

Die Diagnose Tinnitus beschreibt ein permanentes Geräusch im Ohr, welches sich als Surren, Klingeln oder als etwas anderes äußern kann und in unterschiedlichen Tonhöhen und Lautstärken auftritt. Für die Erkrankung Tinnitus gibt es bisher leider kaum effiziente Therapie- oder Heilmethoden. Dadurch durchlaufen Patienten eine buchstäbliche Berg- und Talfahrt mit unterschiedlichen Behandlungstechniken wie Blutegel-Therapie oder Therapie mit CBD. Dabei erfahren Sie aber oft keine wirkliche Erleichterung. Wenn Sie selbst unter Tinnitus leiden, fühlen Sie sich vielleicht allein und hilflos, jedoch leiden tatsächlich 10 – 15 % der gesamten Bevölkerung unter dieser Krankheit.

Seit Kurzem wird der Zusammenhang zwischen dem Vagusnerv und dem Tinnitus erforscht und erste Studien ergaben, dass sich der Tinnitus bei einer gezielten Vagusstimulation um bis zu 50 % reduzieren konnte. Die Auslöser für Tinnitus können unter anderem Entzündungen sein, auf die sich die Vagusstimulation positiv auswirkt. Außerdem reduziert der Vagusnerv Stress und Stress ist oft eine der Ursachen, warum die Geräusche im Ohr überhaupt entstanden sind.[79]

TRAUMATISCHE HIRNVERLETZUNGEN

Eine Schädel-Hirnverletzung ist die Folge einer äußeren Gewalteinwirkung auf den Schädel sowie das Gehirn, wobei man zwischen einer primären und einer sekundären Verletzungsfolge unterscheidet. Die primäre Verletzungsfolge ist die im Augenblick der Gewalteinwirkung entstehende Zerstörung von dem Gewebe im Schädel und insbesondere im Gehirn. So eine Zerstörung von Hirngewebe ist irreversibel, also nicht umkehrbar und auch nicht zurückbildbar. Die primäre Verletzungsfolge setzt dann eine Reihe von Reaktionen in Gang, die zu einer sekundären Verletzungsfolge führen kann. Wenn man aber schnell eine

[78]Definition & Einteilung » Tinnitus » Krankheiten » HNO-Ärzte-im-Netz »: in: HNO Ärzte im Netz, o. D., https://www.hno-aerzte-im-netz.de/krankheiten/tinnitus/definition-einteilung.html (abgerufen am 13.05.2021).
[79] Mayer, 2019, S.22.

wirksame und rasch wirkende Therapie einsetzt, können die sekundären Verletzungsfolgen sehr gut eingedämmt werden. [80]

Besonders nach traumatischen Hirnverletzungen sollte darauf geachtet werden, dass der Körper wieder in Einklang gebracht wird. Diese Art der Verletzung sorgt oft für Beeinträchtigungen in vielen Bereichen wie körperliche Defizite, Schmerzen, Stimmungsschwankungen, Sprachstörungen, Entzündungen und vieles mehr. Durch die besonders gute Vernetzung des Vagusnervs bringt dieser Seele, Körper und Geist maßgeblich wieder in Einklang und balanciert vor allem das Körper-Gehirn-Verhältnis wieder aus. Bereits bei kleineren Verletzungen, wie Gehirnerschütterungen o. ä., zentriert die Vagusnervstimulation Körper und Geist wieder und lindert Symptome. Bei Hirnverletzungen bieten sich vorrangig Atemübungen, Massagen oder Yoga an.[81]

---

[80] Schädel-Hirnverletzungen: in: dgnc, o. D., https://www.dgnc.de/gesellschaft/fuer-patienten/schaedel-hirnverletzungen/ (abgerufen am 13.05.2021).
[81] Mayer, 2019, S.28

Das Potenzial des Vagusnervs richtig ausschöpfen (Körper)

Nachdem Sie sich durch die beginnenden Kapitel dieses Buches gearbeitet haben, haben Sie den größten Teil der trockenen Materie hinter sich und widmen sich im zweiten Teil des Buches stärker der Praxis. Die viele Theorie im ersten Teil mag auf den ersten Blick nicht viel mit der Praxis zu tun haben. Diese bildet aber die essenzielle Basis für die Anleitung und praktische Umsetzung Ihres neugewonnenen Wissens.

Ohne das entsprechende theoretische Wissen und ein Verständnis dafür, warum Sie tun, was Sie tun und wieso genau diese Übungen und Verhaltensweisen nutzbringend für Ihre Gesundheit sind, werden Sie die praktischen Anteile einerseits vielleicht falsch ausführen, weil Sie keinerlei Bezug zu Ihrem Körper und der Anwendungsmethode haben. Andererseits halten Sie die von Ihnen gewählte Therapie zur Vagusnervstimulation eventuell nicht dauerhaft durch, weil Ihnen die Wirksamkeit des Vagusnervs nicht vollumfänglich bekannt ist und Sie sich nicht darüber bewusst sind, wie viel Sie bewirken können, einfach nur dadurch, dass Sie sich mit der Anatomie Ihres eigenen Körpers beschäftigen.

Das vorangestellte theoretische Wissen ist im Grunde nur die Bedienungsanleitung für den Werkzeugkasten, den Sie schon besitzen. Wenn Sie wissen, wie Sie jedes Werkzeug in Ihrem Werkzeugkasten nutzbringend für sich einsetzen können, brauchen Sie für die Prävention und bei vielerlei Beschwerden keine weitere Unterstützung mehr, außer das Wissen, welches Sie sich selbst angeeignet haben.

Die vorangegangene Erläuterung einiger Erkrankungen, die häufig auftreten, sind nur ein Bruchteil dessen, was mit dem Vagusnerv angegangen und verbessert werden kann. Eventuell haben Sie Ihre eigene Diagnose in den Unterkapiteln nicht einmal finden können. Egal, was Sie haben oder unter welchen Beschwerden Sie leiden, es gibt immer eine sehr hohe Wahrscheinlichkeit, dass sich durch die Ausübung der noch folgenden Anwendungsmöglichkeiten Ihre Lebensqualität maßgeblich verbessert.

Der Vagusnerv reguliert das gesamte Nervensystem mit und sorgt für eine nervliche Ausgeglichenheit, die sich nicht nur über den ganzen Körper erstreckt, sondern auch die Psyche positiv beeinflussen kann. Es macht also immer Sinn, die Vagusnervstimulation auszutesten, auch wenn Sie sich unsicher sind, ob diese überhaupt anschlägt. Sprechen Sie sich trotzdem immer mit Ihrem behandelnden Arzt ab, denn dieses Fachbuch ersetzt trotz der Fülle an nützlichen Informationen niemals die fachliche Meinung eines Arztes. In den allermeisten Fällen kann ein ausgeglichenes Nervensystem jedoch auch nicht schaden.[82]

NUTZUNG IN VERSCHIEDENEN BEREICHEN

Esoterik
Die Esoterik kommt hier auch zum Tragen, weil der Begriff der Selbstheilung häufig direkt in diese Schublade gesteckt wird. Esoterik stößt oft auf Ablehnung, weil Menschen, die auf das Thema stoßen, entweder Vorurteile gegenüber dem Bereich haben oder den Sinn hinter dem Begriff nicht verstehen. Esoterik und seine Vorgänge sind zwar nicht wissenschaftlich belegt, trotzdem erzielen sie in vielen Bereichen oft eine nicht zu verleugnende Wirkung, für die es sich lohnt, sich näher mit der Thematik zu beschäftigen. Menschen werden auch in der Esoterik durch Therapien, Maßnahmen und Anwendungen gesund und einige Methoden zur Vagusnervstimulation gehen fließend in die Esoterik über. Übungen wie positives Denken, Yoga, Meditation, Atemübungen oder Autosuggestion sind Ihnen wahrscheinlich nicht nur durchaus geläufig. Sie können sich selbst auch logisch herleiten, warum diese Übungen etwas bringen und Körper sowie Geist beruhigen. Die damit erreichte Ruhe wirkt sich positiv auf das eigene Wohlbefinden aus. Auch das positive Denken und positive Gedanken haben eine direkte Wirkung auf den Körper. Durch eine positive Einstellung wird der vagale Tonus verbessert, was sich direkt auf den gesamten Körper auswirkt.[83]

[82] Mayer, 2019, S.33-35
[83] Mayer, 2019, S.38-39

Medizin

Der Vagusnerv kann gut in der Medizin verankert werden. Diese Art von Behandlung wird zwar der alternativen Medizin zugesprochen, jedoch kann die Nutzung eines klar existenten und sehr wichtigen Nervs für die Genesung zahlreicher Beschwerden und Erkrankungen realer sein. Nicht nur in der alternativen Heilkunde erfreut sich der zehnte Nerv großer Beliebtheit.

Auch wenn die Betitelung als Selbstheilungsnerv etwas esoterisch klingt, findet man diesen genauso häufig im Rahmen der Schulmedizin wieder. Hier verkörpert er im Rahmen des Parasympathikus den Gegenspieler zum Sympathikus. Der Vagusnerv ist, wie schon einführend näher erläutert, ein wichtiger Bestandteil des vegetativen, autonomen und regulativen Nervensystems. Er ist dafür verantwortlich, dass wir unsere Organe spüren können. Vielleicht klingt es selbstverständlich festzustellen, wenn mit unseren Organen etwas nicht stimmt.

Tatsächlich ist es das aber nicht unbedingt. Wenn Sie stolpern und sich das Knie aufschlagen, verspüren Sie nicht nur den Nervenschmerz, sondern können auch visuell wahrnehmen, dass etwas nicht stimmt. Das Knie schwillt sofort an, ist gerötet oder womöglich sogar aufgeschrammt und blutet. Wenn Sie jedoch etwas Falsches gegessen haben und der Magen, die Leber oder die Galle sind nicht der Meinung, dass Ihre Nahrungsaufnahme jetzt so nutzbringend für den Organismus war, fällt das nicht zwingend direkt auf. Ihr Bauch verfärbt sich nicht plötzlich grün oder fängt äußerlich an zu bluten. Gäbe es den Vagusnerv nicht, würde Ihr Körper so lange rebellieren, bis das Problem mit einem oder mehreren Organen äußerlich sichtbar ist und dann ist es meist schon viel zu spät für eine Behandlung, die keinen irreversiblen Schaden auslöst. Durch die Vernetzung über den Vagusnerv können die Organe jedoch Warnsignale weiterleiten, die eine Reaktion des Nervensystems auslösen und uns früh genug wissen lassen, dass etwas nicht stimmt. Andersherum macht es uns der Vagusnerv möglich, die inneren Organe über die Nerven durch Reize zu kontaktieren und Ihnen etwas Gutes zu tun.

Der Muskelkater lässt sich häufig ganz offensichtlich behandeln. Sie nehmen vielleicht Magnesium als Nahrungsergänzung ein, um den Muskel zu entkrampfen, oder Sie massieren diesen oder gehen sogar in die Sauna. Der metaphorische Muskelkater der inneren Organe ist über den Vagusnerv für die Behandlung zugänglich. So wirken sich Massagen, Yoga, Atemtechniken oder eine bestimmte Ernährung beruhigend auf die inneren Organe aus. Wenn Ihnen der Vagusnerv und all seine Möglichkeiten vorher noch nicht bewusst war, trainieren Sie gleichzeitig eine ganz neue Körperbewusstheit, die auch eine Organbewusstheit mit sich bringt.

Sie vernetzen Ihr Bauchgehirn noch stärker mit Ihrem Verstand und lernen, wie Sie die seltsamen Signale des Körpers verstehen und richtig auf diese reagieren. Gleichzeitig balancieren Sie durch die Stimulation des parasympathischen Bereichs Körper und Geist aus und bringen damit übertragend auch die Seele wieder in Einklang. Der Vagusnerv ist medizinisch in der Anatomie nachweisbar und es wurde bereits gut dargelegt, wie vernetzt der Nerv ist. Man hat aber längst noch nicht alle Abzweigungen, Verästelungen und Wirkbereiche des Nervs durch Studien belegen können.

Das bereits sichtbare Potenzial des zehnten Hirnnervs ist also sehr groß und das bisher unentdeckte Einflussgebiet lässt noch größere Hoffnung auf eine enorme Wirkkraft zu. Man könnte sagen, dass der Vagusnerv anatomisch gesehen die Interdisziplinarität verkörpert. Nicht alle Wirkprozesse und Reaktionen auf bestimmte Stimulationen sind bislang ausreichend erforscht, weshalb der Vagusnerv die Übergänge von Wissenschaft, Schulmedizin, Esoterik und Naturheilkunde verschwimmen lässt. Ganz klar wird aber, dass der Vagusnerv Informationen zwischen dem Gehirn, dem Bewusstsein und den Organen vermittelt.[84]

Naturheilkunde

Alternative Therapien oder auch die Naturheilkunde unterscheiden sich insoweit von der gängigen Schulmedizin, als dass diese Behandlungsmethoden auf keinerlei Pharmazeutika zurückgreifen und auch keine operativen Eingriffe anwenden. Wie der Name schon sagt, werden Krankheiten auf natürliche Art und Weise mit Ressourcen, die in der Natur vorkommen, behandelt. Zur

[84] Mayer, 2019, S.35-36

Naturheilkunde gehören aber nicht nur Behandlungspraktiken, die pflanzliche Mittel beinhalten, sondern auch Anwendungen wie Massagen, Atemtechniken, Akupunktur oder Meditation und vieles mehr. In der Naturheilkunde ist der Vagusnerv als Ruhenerv ein genauso zentrales Thema wie in der üblichen Schulmedizin.

Hier gilt der Vagusnerv als regulierender Vermittler für die Organe und wird vor allem in Hinblick auf seine vegetativen Eigenschaften genutzt. Es geht hier also vorrangig um Geschmacksempfindungen, Emotionen, motorische Steuerungen und Berührungsempfinden. Der Vagusnerv heißt aber nicht Ruhenerv, weil er Ruhe und Ausgeglichenheit verschafft, sondern weil dieser Nerv als Teil des Parasympathikus vor allem nachts aktiv wird und seine Wirkung entfaltet. Während des Schlafs reguliert und beruhigt er die Atmung, das Herz und fördert Verdauungsabläufe.

Besonders wichtig in der Naturkunde ist die Haltung. Haltungsschäden sind eine große allumfassende Ursache für viele Problematiken, weil durch Fehlhaltungen Nerven eingeklemmt werden, die sich dadurch sogar verschieben oder dann verkümmern können. Folglich sind Behandlungsmethoden wie Physiotherapie, Akupressuren, Akupunkturen und Massagen zentral in der alternativen Medizin. Das größte Augenmerk liegt hierbei auf dem Atlaswirbel, welcher der erste Halswirbel direkt am Kopfansatz ist und den größten Anteil der Kopflast trägt. Gerät dieser erste Wirbel in eine Fehlstellung wird der Vagusnerv abgeklemmt und kann sich entzünden, zusammengedrückt werden oder andere Beschwerden verursachen. Tatsächlich kann eine Gruppe von Erkrankungen allein durch die Fehlstellung von Wirbeln, aber besonders durch die Fehlstellung des Atlaswirbels verursacht werden. Beschwerden wie Taubheitsgefühle und Schlafprobleme lassen sich der Wirbelfehlstellung noch eindeutig zuordnen. Beschwerden wie Herzrhythmusstörungen, Blutdruckschwankungen, Magen- und Darmbeschwerden, Sensibilitätsstörungen, allgemeine Probleme mit den Sinnesorganen oder erhöhte Magensäure können aber auch einem eingeklemmten Vagusnerv zugeordnet werden, hier ist es nur deutlich weniger offensichtlich. Besonders bei dieser Aufzählung von Beschwerden laufen viele Menschen von einem zum nächsten Arzt, weil offensichtlich ein Problem besteht, jedoch der Ursprung des Problems nur schwer zu verorten ist.

Es werden zur Behandlung der Symptomatik womöglich Medikamente verschrieben, die eine erste Verbesserung bewirken, aber dafür die Ursache nicht lösen und bei zu langer Einnahme weitere Nebenwirkungen und neue Probleme verursachen.

In der Naturheilkunde setzt die Behandlung bei dem körperlichen Befinden an und vergewissert sich zunächst davon, dass alle Wirbel in der richtigen Position sind. Fehlstellungen werden behoben und zusätzlich die Muskulatur gestärkt. Man setzt hier mit einer Massage zur Lockerung der Muskulatur an, richtet dann die Wirbel wieder korrekt ein und legt damit jegliche zuvor eingeklemmten Nerven wieder frei. Allein der korrekte Sitz der Wirbel kann schon eine Reihe von Beschwerden lösen.

Die Naturheilkunde hat also weniger etwas mit Magie oder Aberglauben zu tun, sondern stärker damit, dass man zunächst eine aufmerksame und konsequente Arbeit mit der eigenen Anatomie angeht und das Problem direkt bei der Ursache packt, anstatt direkt starke Schmerzmittel zu verabreichen. Die Naturheilkunde betreibt eine ganzheitliche Diagnostik, die den gesamten Organismus mit seiner Psyche betrachtet und mit Naturheilverfahren ansetzt, die vor allem die schon vorhandenen Selbstheilungskräfte des Körpers unterstützen und in Gang bringen sollen. So kommt es zur effektiven Linderung, aber auch Vorbeugung von Krankheiten. In der alternativen Medizin wird der Mensch als Ganzes betrachtet und fernab vom Profit der Pharmaindustrie individuell behandelt. Neben homöopathischen Medikamenten und Kräutern kommt auch in der ayurvedischen und chinesischen Medizin die Vagusnervstimulation zum Einsatz. Der Vagusnerv ist auch in der Naturheilkunde so wichtig, weil diese auf Selbstheilung beruht und der Vagusnerv der prädestinierte Nerv für genau diese Abläufe ist.[85]

Wissenschaft

Der Vagusnerv ist inzwischen bekannt genug, dass zahlreiche wissenschaftliche Studien zu seiner Wirkung durchgeführt und veröffentlicht wurden. Die meisten Studien stützen sich auf elektronische Impulsgeber zur Vagusstimulation,

85 Mayer, 2019, S.36-38

um Erkrankungen wie Depressionen, Epilepsie und Parkinson in Bezug auf diesen Nerv näher zu untersuchen. Durch die Vagusnervtherapie wurden die Patienten der verschiedenen Studien deutlich beschwerdefreier und konnten auch über einen längeren Zeitraum besser mit ihrer Erkrankung umgehen.[86] Es kann also festgehalten werden, dass der Vagusnerv für alle medizinischen Bereiche wertvoll und interessant ist. Nicht nur die Wissenschaft, sondern auch die Schulmedizin und die Naturheilkunde stützen sich auf die Fähigkeiten und Funktionalität des zehnten Hirnnervs. Jeder Bereich nutzt die Tatsache für sich aus, dass dieser Nerv fast alle Bereiche des Körpers steuert und reguliert.

Damit auch Sie für sich selbst vom Vagusnerv Gebrauch machen können, folgen nun die lang erwarteten Techniken und Übungen, um den Vagusnerv gezielt und für Ihre Zwecke zu stimulieren.[87]

AKTIVIERUNG DER SELBSTHEILUNGSKRÄFTE

Im Laufe der Kapitel ging es schon sehr oft darum, dass der Vagusnerv aktiviert wird, wenn der parasympathische Teil des Nervensystems in Aktion tritt und den Körper dann auch in einen Heilungszustand versetzt. Die Aktivierung der Selbstheilungskräfte beschreibt im Grunde genau diesen Mechanismus und hat nichts mit Zauberei oder Aberglaube zu tun.

Natürlich kann man sich nicht nur durch aktivierte Selbstheilungskräfte von jeglicher Erkrankung befreien. Um den Körper in Heilungsprozessen zu unterstützen und leichteres Unwohlsein an vielen Baustellen zu minimieren, gibt es aber durchaus eigenen Handlungsspielraum, der mit Hilfe des Vagusnervs gerne ausgeschöpft werden darf. Selbstheilungskräfte konnten in Studien bereits wissenschaftlich bewiesen werden und ergründen sich in ihrer Wirkkraft besonders auf einer speziellen Form der Meditation. Eine weitere Studie, welche durch die Psychologin Sara Lazar durchgeführt wurde, belegte wissenschaftlich, dass sich Meditation auf die Großhirnrinde auswirkt und damit tatsächlich körperliche Veränderungen mit sich bringt, die einzig und allein durch die spezielle Nutzung der eigenen Gedanken hervorgerufen wurde.

[86] Mayer, 2019, S.36
[87] Ebd.

Meditation ist also auch in Bezug auf die Nutzung der eigenen Selbstheilungskräfte der große Schaltmechanismus. Wenn Sie in der Lage sind, einen meditativen Zustand herbeizuführen, in dem Sie sich absolut entspannen, wirkt sich das auch auf das Kreislaufsystem aus. Ihr Blutdruck sinkt und Ihr Allgemeinbefinden verbessert sich.

In diesem Zusammenhang gibt es diverse Langzeitstudien, die eine positive Korrelation zwischen regelmäßiger Meditation und dem Risiko, einen Herzinfarkt oder Schlaganfall zu erleiden, aufzeigen. Um die eigenen Selbstheilungskräfte nutzbringend zu aktivieren, reicht es nicht aus, von jetzt auf gleich zu meditieren. Und das auch noch täglich und am besten so viel wie möglich. Manchmal hilft es, mit dem Kopf voran ins kalte Wasser zu springen, jedoch ist der richtige Einstieg und die Einstimmung auf diese Möglichkeit das A und O der Wirksamkeit der Methode. Damit Sie Ihre eigenen Selbstheilungskräfte aktivieren können und sich diese auch wirklich auf Ihren Körper auswirken, müssen Sie zunächst den festen Glauben entwickeln, dass Sie diese Selbstheilungskräfte auch besitzen und diese Ihnen wirklich helfen können. Sie sollten versuchen, einen genauso fundamentalen Glauben zu entwickeln, wie den, den Sie wahrscheinlich schon bei der Schulmedizin haben.

Wenn Sie Kopfschmerzen haben und eine Schmerztablette nehmen, sind Sie wahrscheinlich felsenfest davon überzeugt, dass diese Tablette wirkt und Ihre Schmerzen lindern wird, weil das ein ganz selbstverständlicher und bewiesener Mechanismus ist. Mit den Selbstheilungskräften ist es im Grunde genau dasselbe. Sie greifen auf einen realen Mechanismus zurück, der sich erwiesenermaßen positiv auf Ihren Körper auswirken kann. Hier geht es aber nicht darum, die Tablette aus der Packung zu nehmen und mit etwas Wasser herunterzuschlucken. Statt des Griffes zur Packung, greifen Sie auf Ihren eigenen Verstand zu, richten diesen für sich selbst mit Hilfe von Meditation so aus, wie er nutzbringend ist und wenden diesen mit Hilfe Ihres Glaubens an die Wirksamkeit dann auf sich selbst an.

Eine gute Basis für die Aktivierung der Selbstheilungskräfte ist, dass Sie schon von vornherein gewissenhaft und gut mit Ihrem Körper umgehen. Es ist essenziell, dass Sie das Geschenk Körper so annehmen und das Zuhause Ihres Geistes tagtäglich pflegen und instandhalten. Dazu gehört ausreichend

Bewegung, eine ausgewogene und zum größten Teil gesunde Ernährung sowie das Unterlassen bestimmter Verhaltensmuster wie Rauchen oder oft und viel Alkohol zu sich nehmen.

Allein mit dem richtigen Verhalten können Sie so schon einer ganzen Reihe von Erkrankungen entgegenwirken und einen präventiven Lebensstil führen. So hat der Körper auch genug Kraftreserven für sich selbst übrig und kann Kapital nutzen, wenn es nötig wird und durch die richtige Meditation aktiviert wurde. Andersherum kann der Körper nicht in sich selbst investieren, wenn dieser jahrelang heruntergewirtschaftet wurde.

Dies kann beispielsweise durch eine Sucht entstehen. Sie wirtschaften Ihren Körper aber oft genauso herunter, wenn Sie ihm über lange Zeit nur wenige Stunden Schlaf pro Nacht geben oder diesen kaum bewegen und mit den richtigen Nährstoffen versorgen. Wenn Sie lernen möchten, auf Ihren Körper zu hören und üben, in den Körper hineinzufühlen, um die Meditation effektiv wirken lassen zu können, ist auch die Intuition ein wichtiger Baustein. Sicherlich haben Sie schon einmal eine Situation erlebt, in der Sie das Gefühl hatten, dass etwas nicht stimmt. Oder Sie befanden sich in einem Raum mit vielen Menschen, was Ihnen zwar sonst nichts ausmacht, jedoch hatten Sie in dieser speziellen Situation das Gefühl, als würden die Viren und Bakterien Sie förmlich bombardieren.

Lassen Sie diese Gefühle nicht einfach so verstreichen oder tun Ihre eigenen Empfindungen als Überreaktionen ab. Wenn Sie ein komisches Gefühl haben, arbeitet besonders in diesem Moment der Vagusnerv ganz stark und in den meisten Fällen kommen diese Gefühle nicht von irgendwo. Nutzen Sie also Ihre Scharfsinnigkeit und gute Intuition und greifen Sie direkt zu mehr Obst und Gemüse und laden Ihre Vitaminreserven auf, wenn Sie sich scheinbar unbegründet beladen fühlen mit fremden und schädlichen Einflüssen.

Auch wenn Sie das Gefühl haben, dass etwas nicht gut für Sie ist, sollten Sie auf Ihren Körper und Vagusnerv hören und manche Dinge sein lassen. Der Vagusnerv warnt uns auch vor brenzligen Situationen, die der Körper eventuell nicht verpacken kann, obwohl Sie sich die Situation zutrauen. Dieses Unwohlsein entsteht vorrangig nur, wenn Sie unterbewusst wissen, dass eine Situation nicht ungefährlich ist, aber trotzdem darüber nachdenken, sich genau in diese Situation zu begeben.

Selbstheilungskräfte werden außerdem aktiviert, indem Sie mit grundsätzlich positiven Glaubenssätzen durchs Leben gehen und eine generell eher optimistische Lebenseinstellung haben. Der Körper kann spüren, ob Sie in Ihrem Leben zuversichtlich sind und genau diese Tatsache kann in Situationen, in denen Ihre Gesundheit auf der Kippe steht, das letzte Gramm auf der richtigen Seite ausmachen. Hier hilft es auch, sich wieder ein Tagebuch zur Hand zu nehmen und sich selbst eine Handvoll positiver Glaubenssätze zu notieren, mit denen Sie tagtäglich durchs Leben gehen und die Sie sich immer wieder vorsagen, egal, ob in Gedanken oder ausgesprochen. Außerdem stellt man sich direkt positiv für den Tag ein, wenn Sie morgens direkt nach dem Aufwachen 3 Dinge in Ihr Tagebuch schreiben, für die Sie heute dankbar sind oder auf die Sie sich heute freuen.

Das müssen nicht immer besonders tolle Dinge wie eine Verabredung oder eine Aktivität sein, die Ihnen Spaß machen. Auch die kleinen Dinge haben eine große Wirkung auf Ihren Gemütszustand. Sie können auch für Dinge wie den ersten Kaffee am Morgen, ein heute besonders gut gelungenes Outfit oder 5 Minuten mit Ihrem Partner oder Ihrer Partnerin dankbar sein. Ebenso hilft es sehr, sich die Dinge zu notieren, die an dem Tag sehr gut gelaufen sind.

Eventuell fühlen Sie sich in Ihrem Outfit heute besonders wohl, Sie haben ein erfolgreiches Gespräch mit einem Vorgesetzten geführt oder beim Einkaufen einfach mal alles in einem Geschäft erhalten, ohne in drei weitere Läden zu müssen. All diese kleinen Dinge sind es wert, aufgeschrieben zu werden. Am Anfang kommen Ihnen diese Einträge vielleicht nichtig oder lächerlich vor. Wenn Sie sich jedoch dazu zwingen, sich auf die positiven Dinge in Ihrem Alltag zu konzentrieren, werden Sie bemerken, wie sich Ihre Grundeinstellung langsam ändert und positiver wird.[88]

ENTSPANNENDE SELBSTMASSAGEN

Massagen sind förmlich der Inbegriff von Wellness und Entspannung in fast allen Kulturen dieser Welt. Egal, ob es sich um eine Körpermassage, Fußreflexzonenmassage oder Hot-Stone-Massage handelt, man kann richtig entspannen

[88] Mayer, 2019, S. 77-79

und einfach genießen und abschalten. Um den Entspannungseffekt besonders groß zu halten, bietet sich die Massage mehrmals pro Woche an. Oft ist es aber so, dass nicht unbedingt ein Partner zur Verfügung steht, der Sie massieren kann oder zwar ein Partner vorhanden ist, dieser jedoch die Fähigkeit des Massierens nicht beherrscht. Sie könnten auch in Massagesalons gehen und sich dort professionell massieren lassen, jedoch wird das sehr schnell sehr teuer. Eine gute Alternative ist es, die Selbstmassage zu erlernen und sich auch ohne eine zusätzliche Person oder große Investition Gutes zu tun.

Die Selbstmassage ist sehr viel einfacher, als sie klingt und kann ganz genauso entspannend sein wie die Massage einer weiteren Person. Genauso wie bei Massagen, die von jemand anderem durchgeführt werden, ist es sehr nutzbringend für Geist und Körper, wenn ausreichend Zeit zur Verfügung steht. Wenn Sie sich also wirklich eine Stunde Zeit am Tag nehmen können, ist das gut, aber nicht zwingend erforderlich. Die Selbstmassage muss nicht gezwungenermaßen sehr viel Zeit einnehmen und lässt sich auch in einem hektischen Alltag gut unterbringen. Wenn gezielt Beschwerden wie Bauchschmerzen oder Kopfweh auftreten, lassen sich diese auch direkt vor Ort am Arbeitsplatz oder unterwegs mit gezielten Griffen wegmassieren.[89]

Das richtige Massageöl

Um eine gute Selbstmassage durchführen zu können, bedarf es ein wenig Vorbereitung vor dem eigentlichen Start. Suchen Sie sich zuvor ein gutes Massageöl aus. Das Massageöl sollte keine synthetischen oder künstlichen Aromen enthalten. Diese sind zwar günstiger und deshalb auf den ersten Blick in der Drogerie attraktiver, jedoch bringen synthetische Aromen wieder weitere gesundheitliche Nachteile mit sich, die sich erst über lange Zeit entwickeln. Es wurde beispielsweise herausgefunden, dass bestimmte synthetische Aromen krebserregend wirken können oder bei manchen Menschen sogar Kopfschmerzen auslösen. Da ist der Erholungsfaktor der Selbstmassage dann schnell wieder begrenzt. Zudem reagieren Menschen häufig allergisch auf synthetische Aromen, dafür aber nicht auf natürliche Aromen. Wenn Sie für ein Massageöl aber nicht so tief in die Tasche greifen möchten, bietet es sich an, Ihr Massageöl selbst

[89] Mayer, 2019, S.72

herzustellen. Dazu benötigen Sie einen Liter hochwertiges Kokosöl, welches auch Lebensmittelqualität hat. Das Öl sollte ein Biosiegel haben sowie Omega 3,6 und 9 Fettsäuren enthalten. So ein Öl bekommen Sie bereits in jedem Supermarkt für wenig Geld. Um das hochwertige Öl dann noch mit Aromen zu versehen, brauchen Sie nur die Zutaten Ihrer Wahl aus der Natur oder vom Markt.

Aromatisieren können Sie Ihr Massageöl beispielsweise mit Zitronengras, Hanf, Lavendel, Arnika, Ringelblumen oder weiteren geeigneten Blüten. Verwenden Sie auch bei der Aromatisierung hochwertige und aromatische Zutaten, die vor allem nicht mit Pestiziden oder ähnlichem behandelt wurden. Geben Sie das Kokosöl zur Aromatisierung zusammen mit den gewählten Zutaten in einen Topf und erhitzen es für einige Minuten. Achten Sie darauf, dass die Temperatur des Öls 60 °C nicht überschreitet. Füllen Sie das Öl inklusive aromatisierender Zutaten dann in Glasflaschen. Die Glasflaschen sollten aus einem dunklen Glas und verschließbar sein, weil sich das Öl dann länger hält. Verschließen Sie die Flasche, wenn das Öl ausreichend abgekühlt ist, und lassen dieses für einige Tage an einem dunklen Ort ziehen. Nach frühestens einer Woche ist Ihr eigenes Massageöl fertig und duftet angenehm bei der Verwendung.[90]

Massagetechniken[91]

Die allerwichtigste Massage, um den Vagusnerv zu stimulieren, ist **die Halsmassage**, welche direkt mechanisch auf den Vagusnerv einwirkt und diesen am Hals besonders gut stimuliert. Das A und O bei dieser Massage ist, nicht zu fest zuzudrücken und die Massage lieber zu Beginn zu sanft anzugehen als umgekehrt. Hier schleicht sich schon der erste Vorteil einer Selbstmassage ein. Dadurch, dass Sie selbst die Kontrolle haben, können Sie auch den Druck so variieren, wie Sie gerne möchten und die Massage ganz auf Ihre individuellen Bedürfnisse einstellen. Spritzen Sie sich einige Tropfen Ihres selbstgemachten Massageöls in die Handfläche und reiben die Handflächen zur Erwärmung des Öls schnell aneinander. Legen Sie die Hände nun auf den Hals auf und massieren den Bereich der Halsschlagader sanft auf beiden Seiten des Halses. Machen Sie sanfte und leicht kreisende Bewegungen und halten Sie Ihre Finger dabei flach,

---

[90] Mayer, 2019, S.72-73
[91] Mayer, 2019, S. 73-76

sodass sich diese nicht in die Haut bohren. Es kann sein, dass Ihre Haut im Anschluss leicht gerötet ist, schmerzen sollte der massierte Bereich aber nicht. Wenn Sie im Anschluss an die Massage einen Ausschlag bemerken, ist das sehr wahrscheinlich eine Reaktion Ihrer Haut auf das Massageöl, welches dann ausgetauscht werden sollte.

Ebenso wie die Halsmassage können Sie **die Nackenmassage** ganz leicht und ohne zusätzliche Hilfe durchführen. Legen Sie die eingeölten Hände so auf den Hals, dass Sie diesen umschließen und sich die Finger auf der Halsrückseite wieder treffen. Machen Sie mit Ihren Fingern dann kreisende Bewegungen links und rechts von der Wirbelsäule und arbeiten sich dann langsam vom Schulterbereich bis hoch zum Kopf.

Die Kopfmassage eignet sich auch sehr gut, um den Vagusnerv zu stimulieren. Setzen Sie dazu all Ihre zehn Finger auf den Kopf und spreizen diese ganz leicht. Üben Sie nun leichten Druck über die Finger aus und machen kreisende Bewegungen. Massieren Sie so den gesamten Kopf. Manche Menschen kriegen bei dieser Selbstmassage Gänsehaut, was einfach nur ein Indiz dafür ist, dass die Massage effektiv ist und die Nervenbahnen am Kopf stimuliert. Sie müssen sich also keine Sorgen machen, wenn der Effekt bei Ihnen auch auftritt.

Die Gesichtsmassage ist die wohl am häufigsten selbst durchgeführte Massage von allen. Sie massieren Ihr Gesicht womöglich jeden Tag für eine kurze Zeit, wenn Sie sich eincremen oder abschminken oder unter der Dusche das Gesicht waschen. Bei all diesen Tätigkeiten massieren Sie für eine kurze Zeit unbewusst Ihr Gesicht oder mindestens gewisse Gesichtspartien. Die Gesichtsmassage hält neben der Vagusnervstimulation auch jung und kann bei Kopfschmerzen sowie bei Migräne helfen. Verreiben Sie zunächst Öl in Ihren Händen und wärmen diese dadurch an. Legen Sie nun beidseitig den Zeige- und Mittelfinger auf die Schläfen auf und machen kreisende und sanfte Bewegungen im Uhrzeigersinn.

Bei Kopfschmerzen können Sie mit den Fingern und dieser Bewegung weiter bis hin zum Nasenansatz wandern und den Zeigefinger dann auf die Nasenwurzel legen. Üben Sie dann ebenfalls leichte kreisende Bewegungen aus und bewegen sich mit dem Finger dann Stück für Stück zur Stelle des dritten Auges, welches sich zwischen den Augenbrauen befindet. Legen Sie daraufhin beide

Zeigefinger beidseitig und in voller Länge direkt neben die Nase. Streichen Sie dann mit sanftem Druck entlang der Wangenknochen nach außen bis hin zu den Schläfen. Diese Art von Massage wirkt dann nicht nur entspannend, sondern reduziert auch leichte Augenfalten.

Achten Sie aber darauf, kein Massageöl ins Auge zu bekommen. Das sogenannte Zentrum des Menschen befindet sich zwischen der Nase und der Oberlippe und kann mit einem Finger sanft oder auch etwas stärker durch kreisende Bewegungen massiert werden. Durch die Massage an diesem Punkt werden kurzfristig Schmerzen gelindert und wenn Sie nur leicht auf den Punkt klopfen, können Sie auch Stress abbauen.

Der Punkt wird Philtrum genannt und vermag noch mehr, als nur Entspannung zu geben. Durch einen festeren Druck auf den Punkt kann sogar Heißhunger gezügelt werden. Im nächsten Schritt können Sie die Finger von beiden Händen flach auf das Kinn legen, sodass sich diese in der Mitte treffen. Streichen Sie nun sanft nach links und rechts bis hin zu den Ohren. Dies hat nicht nur einen entspannenden Effekt, sondern strafft auch die Gesichtskonturen. Wenn Sie diese Massage täglich für 5 Minuten durchführen, werden Sie nach kurzer Zeit einen Unterschied bemerken. Fahren Sie daraufhin mit der flachen Hand und sanftem Druck vom Hals aus aufwärts bis zum Kinn und wiederholen diese Bewegung mehrmals. Beenden Sie die Gesichtsmassage, indem Sie Ihre Hände durch schnelles Aneinanderreiben aufwärmen und die Hände dann für einen Moment zum Wärmen auf das Gesicht auflegen.

Wie Sie bereits häufig lesen konnten, ist der Bauch gut mit dem Vagusnerv verzweigt, weshalb auch eine **Bauchmassage** die entsprechenden Effekte hat. Fangen Sie mit der Bauchmassage an, indem Sie den Bereich rund um den Bauchnabel mit im Uhrzeigersinn verlaufenden kreisenden Bewegungen massieren. So regen Sie neben dem Vagusnerv auch die Verdauung an und lindern Bauchschmerzen. Wandern Sie dann mit den flachen Händen bis zum Oberbauch, legen dort die flache Hand unterhalb des Brustkorbs in der Mitte auf und machen sanfte und kreisende Bewegungen. Die Massage dieses Bereiches hilft auch sehr gut, wenn Ihnen etwas schwer im Magen liegt oder Sie etwas nicht so gut vertragen haben. Dieses Unwohlsein muss gar nicht zwingend vom Essen kommen. Auch negative Gefühle, die durch Enttäuschungen oder

Auseinandersetzungen entstehen, können Ihnen auf den Magen schlagen und durch diese Art der Bauchmassage etwas gelöst werden.

Die Lymphdrainage bringt Ihre Lymphe wieder in Schwung und entgiftet den Körper gut. Neben den Giftstoffen werden auch Stauungen beseitigt. Legen Sie sich für die Lymphdrainage flach auf den Rücken, wärmen Sie Ihre Hände an und legen diese dann beidseitig auf die Leisten in die Beuge. Machen Sie nun sanfte und sehr vorsichtige Bewegungen und massieren vom Intimbereich ausgehend bis hin zu den Hüftknochen. Üben Sie nur sanften Druck aus und machen leicht hebende Bewegungen. Die flachen Hände wandern dann bis unter den Rippenbogen und treffen sich wieder in der Mitte. Gehen Sie mit kreisenden Bewegungen hoch bis zum Schlüsselbein, wo sich ebenfalls die Hände treffen und von innen nach außen massieren. Massieren Sie zudem auch oberhalb des Schlüsselbeins und schließen die Selbstmassage dann mit einem Abklopfen des Solarplexus ab. Klopfen Sie also den Solarplexus von oben nach unten leicht ab und stimulieren damit den Vagusnerv.

Die Handmassage kann auch sehr angenehm sein. Massieren Sie mit der einen Hand die Finger und Handfläche der anderen Hand und verschaffen Sie sich besonders nach einem langen Arbeitstag wohltuende Erholung mit der Handmassage. Auch als kurze Pause am Arbeitsplatz hat diese Massage eine wohltuende und leicht meditative Wirkung auf Körper und Geist.

Selbst eine **Fußreflexzonenmassage** können Sie sich selbst geben. Besonders diese Massage stimuliert den vagalen Tonus und steht der Halsmassage in nichts nach. Setzen Sie sich auf den Boden oder auf einen Stuhl und schlagen das eine Bein über das andere. Sie sollten sich so hinsetzen, dass Sie Ihre Fußsohle gut sehen können. Massieren Sie nun mit Zeigefinger und Daumen die Zehen. Auch die Fußsohle können Sie mit etwas Druck und kreisenden Bewegungen massieren. Die gesamte Fußunterseite spiegelt die anderen Bereiche und Organe unseres Körpers wider und so kann eine gezielte Massage auch Beschwerden an einer anderen Körperstelle lösen. Wenn Sie beispielsweise besonders unter Kopfschmerzen und Migräne leiden, bietet sich eine ausgiebige Massage des großen Zehs an. Auch mit dem Gehen über Gras, Sand oder Kieselsteine stimulieren Sie die Fußsohlen gezielt.

RICHTIGE STIMULATION DES VAGUSNERVS

Die richtige Stimulation des Vagusnervs ist essenziell, damit dieser auch seine erwünschte Wirkung entfalten kann. Im Folgenden werden Arten der Stimulation genauer erläutert, an denen Sie sich bei der Ausführung orientieren können. Diese Stimulationen sind in Ihrer Wirksamkeit bereits wissenschaftlich bewiesen worden und bilden den ersten Schritt auf Ihrem praktischen Weg zur Nutzung des Potenzials Ihres eigenen Körpers.

Stimulation durch Kälte

Im Rahmen von klinischen Studien stellte man fest, dass der Vagusnerv und die cholinergen Neuronen durch die Nervenbahnen des Vagusnervs mit Hilfe von akuter Kältetherapie aktiviert werden können. Besonders die Kältetherapie können Sie mit Leichtigkeit von zu Hause aus durchführen.

Neben der kurzen Überwindung brauchen Sie einfach nur Ihr eigenes Badezimmer. Beginnen Sie damit, Ihre Füße vor dem eigentlichen Duschen eiskalt abzuduschen und steigern sich nach und nach. Brausen Sie vorher irgendwann auch Ihre Beine bis zu den Knien ab, dann kommen die Oberschenkel dazu und so geht es immer weiter, bis Sie in der Lage sind, Ihren ganzen Körper vor der normalwarmen Dusche einmal eiskalt abzubrausen. Zudem können Sie eiskalte Fußbäder oder Kneipp Bäder durchführen oder Ihre Hände einfach mehrmals täglich in eine Wanne mit Eiswürfeln halten.

Gewöhnen Sie sich außerdem an, Ihr Gesicht morgens eiskalt abzuwaschen. Das weckt nicht nur Sie selbst auf, sondern bringt auch den Vagusnerv in Schwung. Auch wenn die Überwindung zu Beginn groß ist, können Sie aus diesen Übungen auf Dauer ein Ritual machen. Über die Zeit werden Sie merken, dass Ihnen die Kältetherapie einfacher fällt und Sie sich zudem noch energiegeladener und frischer fühlen als zuvor. Wenn Sie gerne ins Dampfbad oder in die Sauna gehen, nehmen Sie ruhig hinterher eine eiskalte Dusche. Wenn bei Ihnen im Winter Schnee liegt, können Sie auch kurz barfuß durch den Schnee laufen. Wenn Sie die Übung starten, beginnen Sie am besten immer erst mit zeitlichen Intervallen von 30 Sekunden, also 30 Sekunden eiskalt und dann aber wieder warm.

Mit der Zeit können Sie die Intervalle immer um 10 Sekunden verlängern, behalten Sie dabei aber Ihre eigene Grenze im Auge. Das Ziel der Übung ist es nicht, besonders schnell besonders lange im eiskalten Zustand zu verharren. Das würde negativen Stress auslösen und genau das Gegenteil von dem bewirken, was Sie mit der Übung ursprünglich erreichen wollten. Lassen Sie sich Zeit und bleiben Sie bei einer konsequenten Regelmäßigkeit. Dann verbessern Sie sich mit der Zeit augenscheinlich von allein. Sie dürfen gerne kreativ werden und sich auch eigene Übungen überlegen. Sie könnten sich zum Beispiel auch einfach mit einem Eiswürfel in Kreisen über das Gesicht fahren und zur Gewöhnung an die Kälte Coolpacks verwenden.[92]

Zwerchfellatmung

Die Zwerchfellatmung ist eine entspannende und sehr tiefe Atmung und bekannt dafür, dass sie von Ängsten befreit. Diese Atemtechnik wird gerne auch von Schauspielern verwendet, weil dadurch erstens das Lampenfieber gebändigt werden kann, zweitens aber dann auch die Stimme kräftiger klingt. Sänger praktizieren die Zwerchfellatmung regelmäßig, um die Stimme zu stützen und diese Art der Atmung aktiviert auch den Vagusnerv. Somit wirkt sich Zwerchfellatmung positiv auf das parasympathische Nervensystem aus, was auch Depressionen oder Ängsten den Kampf ansagt.

Allein dadurch, dass die Atmung sehr tief ist, werden Sie einen Entspannungseffekt verspüren. Zudem wird jede Körperfaser effektiv mit Sauerstoff versorgt, sodass Sie sich nach wenigen Minuten frischer, aktiver und wieder energiegeladener fühlen können. Das Zwerchfell ist der wichtigste Muskel für die Einatmung. Die Atmung läuft unterbewusst ab und ist das Normalste der Welt für uns. Wir machen uns zu 90 % der Zeit keine großen Gedanken um unsere eigene Atmung. Trotzdem sollte man sich mit seiner eigenen Atmung ausreichend auseinandersetzen, denn die berühmte Kurzatmigkeit kommt nicht durch die Überanstrengung oder Angst, sondern resultiert in den allermeisten Fällen aus einer falschen Atmung, die viel zu lange so durchgeführt wurde.

[92] Mayer, 2019, S.40-41

Falsche Atmung ist wiederum dann wieder die Ursache für weitere Problematiken, die sich daraus ergeben. Wenn Sie auf Ihre eigene Atmung hören, können Sie sich häufig ganz leicht Ihren jetzigen Gemütszustand herleiten. Bei Aufregung atmen Sie deutlich schneller und bei Wut klingen die Atemgeräusche gepresst. Die Atmung ist aber nicht nur die Reaktion auf unsere Gefühle. Sie kann unsere Gefühle umgekehrt auch beeinflussen. Diese Tatsache lässt sich mit einem kurzen Selbsttest ganz einfach demonstrieren. Setzen Sie sich aufrecht hin und stellen Sie sich vor, wie Sie nach einem langen Sprint anfangen zu hecheln, weil dieser sehr anstrengend war. Wenn Sie die Atmung imitieren, werden Sie bereits nach ein paar Sekunden feststellen, dass Sie sich wirklich erschöpft fühlen, als wären Sie gelaufen, obwohl dem nicht so ist. Wenn Sie den Selbsttest nun schon gemacht haben, können Sie auch direkt danach die Zwerchfellatmung zur Beruhigung durchführen.

Um tief genug einatmen zu können, brauchen Sie die entsprechende Körperhaltung. Setzen Sie sich also idealerweise aufrecht hin oder stellen Sie sich aufrecht hin, damit Sie nicht durch eine gebeugte Haltung Ihren eigenen Brustraum blockieren und damit die Kapazität der Einatmung verringern. Zum Erlernen der Zwerchfellatmung können Sie sich auch hinlegen, Hauptsache der Körper befindet sich in einer geraden Position und die Atemluft kann ausreichend zirkulieren.

Wenn Sie sich vergewissert haben, dass Ihr Kopf und Ihre Wirbelsäule eine aufrechte Position eingenommen haben, legen Sie eine Hand auf Ihren Bauch und achten Sie darauf, dass die Finger alle flach und eben aufliegen. Atmen Sie nun ganz tief in den Bauch ein, sodass sich der Bauch beim Einatmen ohne Ihr direktes Zutun anhebt. Halten Sie nun die Luft für einige Sekunden an, jedoch ohne dass Sie sich maßgeblich anstrengen müssen. Atmen Sie daraufhin wieder aus und spüren Sie, wie der Bauch sich beim Ausatmen wieder senkt. Atmen Sie auf diese Art und Weise nun mehrere Male ein und aus. Achten Sie darauf, dass der Bauch sich kontinuierlich hebt und senkt, sich die Bewegung aber trotzdem ungezwungen und natürlich anfühlt.

Im Laufe der Atemzüge werden Sie schnell spüren, wie Sie ruhiger werden. Diese spezielle Art der Atmung ist eine wichtige Basis für weitere Atemübungen, Meditationen und auch Yoga. Wenn Sie die Zwerchfellatmung einige Male durchgeführt haben und sich etwas geübter fühlen, können Sie den nächsten Schritt gehen und von nun an darauf achten, dass sich der Bauch beim Einatmen als Ganzes hebt. Eine kleine Gedankenübung hilft dabei, den beruhigenden Effekt der Zwerchfellatmung noch zu verstärken. Stellen Sie sich bei jedem Atemzug vor, dass Sie Wärme und Ruhe, beispielsweise in Form von Sonnenstrahlen, einatmen, welche sich im ganzen Bauchraum ausbreiten und Ihnen wohlige Wärme verschaffen.

Um den Vagusnerv effektiv zu stimulieren, sollte die Zwerchfellatmung für 10 - 20 Minuten ausgeführt werden. Versuchen Sie in dieser Zeit nicht an Ihre Sorgen oder Probleme zu denken und Ihren Gedanken entweder freien Lauf zu lassen oder sich auf positive Gedanken zu fokussieren. Wenn Sie sich an dem Tag mental nicht gut fühlen, hilft es auch sich vorzustellen, dass Sie Licht einatmen, welches die Dunkelheit in Ihrem Geist verdrängt. Zudem können Sie positive Mantras verwenden, wie zum Beispiel „Es geht mir gut und heute ist ein guter Tag".

Wenn Sie die Zwerchfellatmung schon ein paar Minuten durchführen und Ihnen bewusstwird, dass sich Unruhe in Ihren Geist einschleicht, kehren Sie ins Hier und Jetzt zurück und hören Sie eine kurze Weile einfach nur Ihrer Atmung zu. Mit etwas Übung brauchen Sie im Laufe der Zeit keinen ruhigen Ort mehr, sondern können die tiefe Bauchatmung bereits auf dem Weg zur Arbeit oder sogar beim Einkaufen üben. Mit noch mehr Erfahrung stellt sich die Zwerchfellatmung womöglich sogar dauerhaft ein, sodass der Vagusnerv permanent stimuliert wird.[93]

Singen

Singen und Musik sind für die meisten Menschen sehr positiv und verbessern oft unsere Stimmung. Zudem wird der Vagusnerv durch das Singen stimuliert. Dabei spielt es keine Rolle, ob Sie professionell singen können oder überhaupt die Töne treffen. Durch die räumliche Nähe von Vagusnerv und Rachen- sowie restlicher Halsmuskulatur wird der Vagusnerv durch den Gebrauch dieser

[93] Mayer, 2019, S.41-44

Muskulatur stimuliert. Singen Sie im Auto oder unter der Dusche also ruhig laut mit.[94]

Summen und vibrierende Lippen

Wie schon angedeutet, befindet sich der Vagusnerv in direkter Nähe der Halsmuskulatur. Wenn Sie sich noch an den anatomischen Teil dieses Buches erinnern können, werden Sie auch noch wissen, dass sich der Vagusnerv nicht nur in der Nähe befindet, sondern auch die Stimmbänder mit den hinteren Kehlkopfmuskeln verbindet. Stimmübungen wirken sich also direkt auf den Vagusnerv aus. Schließen Sie die Lippen dafür nur ganz leicht und lassen dann sprudelnd und vibrierend Luft durch die Lippen ausströmen. Dabei sollten Sie idealerweise ein leichtes Kribbeln auf den Lippen verspüren.[95]

Gurgeln

Gurgeln hat denselben Effekt wie Singen oder vibrierende Lippen. Nehmen Sie hierfür einen Schluck Wasser in den Mund, halten den Kopf leicht nach hinten gebeugt und versuchen Sie zu gurgeln. Beim Gurgeln lockert sich der gesamte Mundbereich und die Kehle und die Vibrationen des Gurgelns übertragen sich ebenso auf die Stimmbänder. Diese kleine Übung ist sehr effektiv und kann täglich, beispielsweise beim Zähneputzen, durchgeführt werden.[96]

Bewegung

Nun kommt erneut ein alter Spruch, der genauso viel Wahrheit in sich trägt. „Wer rastet, der rostet" klingt oftmals vorwurfsvoll, ist aber meist nur gut gemeint und trägt auch einen Funken Wahrheit in sich. Dass der Körper ausreichend Bewegung benötigt, um lange gesund und fit zu bleiben, ist in der heutigen Zeit ausreichend bekannt und wissenschaftlich belegt. Auch wenn es Arten der Bewegung gibt, die sich besonders beruhigend auf den menschlichen Körper auswirken und damit einen kleinen Bonus erhalten, kommt es am Ende des Tages im Grunde trotzdem nur darauf an, ob man sich überhaupt bewegt hat.

[94] Mayer, 2019, S. 45
[95] Ebd.
[96] Mayer, 2019, S. 45-46

Wenn Sie gerne joggen oder Rad fahren oder sich am Tag anderweitig für mindestens 20 Minuten bewegen, ist das gut für Ihre Gesundheit und die Bewegung stimuliert das Nervensystem und damit auch den Vagusnerv.

Wenn Sie bis jetzt eher einen bewegungsarmen Alltag hatten, kann es schon ein guter Anfang sein, nicht die kleinsten Wege mit dem Auto zu fahren oder immer den Aufzug zu nehmen. Fahren Sie kurze Wege mit dem Fahrrad oder gehen diese und nehmen öfter die Treppe anstatt des Aufzugs. Diese kleinen Veränderungen entwickeln sich mit der Zeit zu Gewohnheiten, die dann wiederum weiter ausgebaut werden können. Außerdem sind lange Spaziergänge anstelle eines intensiven Trainings eine Wohltat für Ihren Körper. Ein Spaziergang oder eine Wanderung schont die Gelenke im Vergleich zu manch anderen Sportarten.

Spaziergänge können von Menschen mit jedem Fitnesslevel ohne Probleme für eine gewisse Zeit ausgeführt werden und ab 45 Minuten Gehzeit entspannt der Körper sogar gezielt, weil das Stresshormon Cortisol abgebaut wird. Beim Joggen ist die körperliche Belastung hingegen größer und es wird Stress aufgebaut. Das ist erst einmal nicht schlecht. Wenn Sie es jedoch mit den Sporteinheiten übertreiben und Ihren Körper in Dauerstress versetzen, kommt es über längere Zeit zu einer Dysbalance zwischen Sympathikus und Parasympathikus, welche sich negativ auf den Vagusnerv auswirkt.

Wenn Sie also lange keine Bewegung mehr in Ihren Alltag integriert haben, könnten Spaziergänge zu Beginn Ihr bester Freund werden. Eine andere Möglichkeit ist, sich ein klares Ziel zu setzen. Falls Sie im Besitz eines Schrittzählers sind, können Sie Ihre tägliche Schrittmenge überwachen und zunächst darauf hinarbeiten, 10.000 Schritte pro Tag zu erreichen. 10.000 Schritte am Tag sind bei einer Gehgeschwindigkeit von ungefähr 5 km/h 2 Stunden Spazierengehen. Wenn Sie also am Tag eine Stunde spazieren gehen und sich den restlichen Tag über so bewegen wie sonst auch, können Sie ohne großen Mehraufwand schon an die 8.000 Schritte kommen. Wenn Sie dann noch kleine Gewohnheiten verändern und öfter die Treppe nehmen oder kurze Wege laufen, addiert sich Ihre Schrittzahl wie von Zauberhand auf. Trotzdem gilt aber, dass jede Art der sportlichen Betätigung grundsätzlich erst einmal förderlich für die körperliche und geistige Gesundheit ist.

Guter und ausreichender Schlaf

Wie Sie wahrscheinlich schon oft genug gehört haben, ist Schlaf für die Gesundheit im Allgemeinen sehr wichtig. Bei dauerhaftem Schlafentzug können sich sogar Gehirnschäden entwickeln und man fühlt sich genauso, als wäre man betrunken. Experten empfehlen eine Schlafenszeit von 7 bis 9 Stunden am Tag, wobei hier gilt: Je länger desto besser. Übermäßiges Schlafen kann Sie über den ganzen Tag lang träge sein lassen und Sie kommen eventuell nicht richtig in die Gänge. Wenn Sie aber regelmäßig zu wenig schlafen, hat Ihr Körper irgendwann nicht mehr genug Kraft, auf sich selbst aufzupassen und schaltet in den Energiesparmodus.

Das Immunsystem wird schwächer, Sie können sich schlechter konzentrieren und auch Ihre körperliche Leistungsfähigkeit nimmt drastisch ab. Die goldene Mitte sind 8 Stunden Schlaf täglich und haben sich auch als effektiv erwiesen. Wenn Sie Ihrem Körper genug Ruhe geben, um die restliche Zeit gesund und aktiv zu sein, geben Sie auch automatisch dem Parasympathikus genug Zeit zum Wirken und damit indirekt dem Vagusnerv.

Der parasympathische Teil heißt ja eben Ruhenervensystem, weil alle ruhigen Körperfunktionen übernommen werden und dieser Teil besonders nachts aktiv wird. Geben Sie beiden Bereichen Ihres Nervensystems genug Raum für ihre Wirkung und halten Sie so die Balance zwischen Sympathikus und Parasympathikus aufrecht. Zudem bietet es sich an, auf der Seite zu schlafen. Dadurch dass der zehnte Hirnnerv sich aufgabelt und rechts sowie links Richtung Bauchraum verläuft, aktivieren Seitenschläfer den Vagusnerv auf mechanische Weise über Nacht. So kommt es zu einer besseren Stimulation, als wenn Sie auf dem Rücken oder auf dem Bauch schlafen. Außerdem haben Wissenschaftler herausgefunden, dass Bauchschläfer häufiger unbehagliche Albträume haben, und das möchten Sie wahrscheinlich nicht provozieren.[97]

[97] Mayer, 2019, S.45-46

STIMULIERENDE ATEMTECHNIKEN[98]

Auch wenn Sie die Atmung den ganzen Tag lang unterbewusst durchführen, sind bewusste Atemübungen gar nicht so einfach, wie Sie zunächst glauben. Es wird Atemtechniken geben, mit denen Sie sich wohler fühlen und Atemtechniken, mit denen Sie weniger zurechtkommen. Wichtig ist, dass Sie sich zu nichts zwingen und bei den Atemtechniken bleiben, die Ihnen gefallen, vorausgesetzt Sie haben alle ausgetestet und können Sich vergewissern.

Die richtige Atmung hat nicht nur einen großen Entspannungseffekt, sondern stimuliert auch den Vagusnerv. Atmung kann gut eingesetzt werden, wenn Sie wissen, dass eine stressige Situation auf Sie zukommt und Sie einen kühlen Kopf bewahren müssen oder auch, wenn Sie sich bereits in dieser Situation befinden und sich wieder herunterfahren wollen. Wenn Sie Atemtechniken regelmäßig in Ihren Alltag integrieren, kann sich die Lungenkapazität vergrößern und Sie geraten zukünftig nicht mehr so schnell außer Atem. Zudem wird der Körper bewusst effektiv mit Sauerstoff versorgt, sodass Sie sich wacher, frischer, konzentrierter und leistungsfähiger fühlen als vorher. Die Zwerchfellatmung konnten Sie bereits an einem früheren Punkt des Buches genauer kennenlernen und taucht deswegen hier nicht mehr auf, gehört aber trotzdem in die Kategorie der Atemtechniken.

Die Atmung hat einen großen Einfluss auf das Gemüt und die aktuelle Konstitution und das machen sich die Menschen oft schon ganz unbewusst zunutze. Wurde Ihnen schon einmal gesagt, dass Sie in einer Streitsituation erst einmal tief einatmen und bis 5 zählen sollen, bevor Sie etwas sagen, das Sie später bereuen oder machen Sie das vielleicht sogar ganz von allein? Atmen Sie oft bewusst tiefer ein und aus in einer nervösen Situation oder vor einem wichtigen Ereignis? Haben Sie manchmal Seitenstechen, Schluckauf oder Sodbrennen und konzentrieren sich dann ganz besonders auf Ihre Atmung? All das sind unbewusste Mechanismen, die wir alle oft im Alltag ausüben und die alle auf einer bestimmten Art der Atmung beruhen. Das praktische an Atemübungen ist, dass Sie diese überall durchführen können, weil Sie Wissen und Körper immer bei sich haben und weil die meisten Atemübungen so unauffällig sind, dass die

---

[98] Mayer, 2019, S.60-67

Durchführung niemand bemerken würde. Atemübungen sind außerdem eine gute Grundlage für Meditationen, besseren Schlaf und Schmerzbewältigung.

4,7 und 8 Atmung

Diese Art der Atemtechnik kann im Stehen oder Sitzen durchgeführt werden und eignet sich besonders bei Einschlafproblemen auch im Liegen. Beim Sitzen und Stehen sollten Sie auf einen geraden Rücken achten. Legen Sie für diese Atemtechnik die Zungenspitze an den Gaumen. Dies erreichen Sie ganz einfach, indem Sie die Zungenspitze von innen gegen Ihre Schneidezähne drücken. Der Druck darf gerne ganz sanft, aber trotzdem spürbar sein. Öffnen Sie nun den Mund nur einen dünnen Spalt und atmen Sie durch den Mund aus.

Wenn Sie alles richtig machen, verspüren Sie ein leichtes Vibrieren an den Lippen und hören, wie die Luft mit einem sanften Zischen den Mundraum verlässt. Schließen Sie nun den Mund und atmen ganz tief über die Nase ein. Zählen Sie während des Einatmens im Kopf in mäßigem Tempo bis vier. Halten Sie den Atem dann an und zählen mit derselben Geschwindigkeit bis sieben. Öffnen Sie den Mund dann wieder leicht und atmen über den Mund aus. Zählen Sie währenddessen bis acht.

Diesen Ablauf können Sie mindestens viermal wiederholen und dann so lange, bis Sie eine leichte Müdigkeit verspüren. Achten Sie darauf, dass man das Einatmen nicht groß hört aber dafür das Ausatmen deutlich wird. Sie sollten sich ebenso nicht dazu zwingen, die Intervalle für diese Anzahl von Sekunden durchzuführen, wenn Sie das kaum aushalten. In dem Fall können Sie die Intervalle auch um ein bis zwei Sekunden verkürzen. Halten Sie die Zunge die ganze Zeit am Gaumen.

Atmung des Löwen

Diese Atemtechnik befreit von Sorgen und Lasten und lässt Sie sich schnell wieder stärker fühlen. Suchen Sie sich einen ungestörten Ort, da Sie auf Außenstehende eventuell witzig wirken könnten, während Sie die Übung durchführen. Stellen Sie sich vor, Sie sind ein Löwe oder mindestens genauso groß und stark und unbesiegbar. Machen Sie den Mund weit auf, als wenn Sie losbrüllen möchten. Anstatt zu brüllen, atmen Sie durch den weit geöffneten Mund aber einfach nur aus.

Atmen Sie dann tief durch die Nase ein. Atmen Sie dabei so tief ein, dass Sie das Gefühl haben, in den Lungen ist kein Platz mehr. Atmen Sie dann durch den geöffneten Mund wieder aus. Beim Ausatmen können Sie zusätzlich einen Brüllton von sich geben, der noch ergänzend Erleichterung verschaffen soll, aber nicht zwingend notwendig ist. Je unangenehmer Ihnen diese Übung ist, desto öfter sollten Sie sie machen, denn die peinliche Berührung wirkt bei der Übung wie eine Handbremse, durch die Sie nicht Ihr volles Potenzial ausschöpfen können.

Atmung gegen Panikattacken und Angst

Diese Atemtechnik teilt sich in drei Sequenzen auf. Bei Angst und Panikattacken hilft es, die Schultern bewusst hängen zu lassen, durch die Nase einzuatmen und dabei gleichzeitig bis vier zu zählen. Achten Sie darauf, dass sich der Bauch bei der Einatmung richtig ausdehnt und Sie ins Zwerchfell einatmen. Halten Sie den Atem dann für einige Sekunden an und atmen durch den Mund wieder aus.

Rollen Sie für die zweite Sequenz die Zunge ein und drücken diese sanft hinten an den oberen Gaumen. Atmen Sie durch den Mund ein und stellen Sie idealerweise ein zischendes Geräusch fest. Legen Sie dann die Hände leicht auf die Augen und halten Sie sich beide Nasenlöcher mit den kleinen Fingern zu. Die Lippen sollten dabei leicht geschlossen bleiben, aber nicht aufeinandergepresst sein. Atmen Sie durch den Mund aus und machen ein summendes Geräusch.

In der dritten Sequenz atmen Sie erneut durch die Nase ein, sodass der Bauch sich wieder deutlich hebt. Machen Sie zum Ausatmen einen Schmollmund und atmen durch die geschürzten Lippen aus. So bauen Sie beim Ausatmen etwas Druck auf und die Luft kann nicht auf einmal entweichen.

Bhastrika – stimulierende Atmung

Die stimulierende Atmung steigert die Achtsamkeit und Wachsamkeit und holt Sie auch mit Ihrem Geiste in die Gegenwart zurück. Sie gewinnen Ihren Fokus zurück und fühlen sich durch diese Atemtechnik bereit. Schließen Sie den Mund

und atmen durch die Nase ein und aus. Sie sollten eine entspannte und gleichmäßige, aber auch schnelle Atmung haben, sodass Sie pro Sekunde ungefähr dreimal ein- und wieder ausatmen. Legen Sie nach 15 Sekunden eine Pause ein und atmen wieder normal.

Wenn Sie eine kurze Weile normal geatmet haben, können Sie einen neuen Zyklus starten. Diese Atemtechnik stimuliert die Membranen und den Vagusnerv. Mit etwas Übung kann die Zyklusspanne mit der Zeit auf 20 bis 25 Sekunden verlängert werden und irgendwann können Sie sogar eine ganze Minute lang schnell und locker atmen. Beachten Sie, dass Ihnen durch diese Atemtechnik nicht schwindelig werden sollte und den Atemzyklus bei Eintreten von Schwindel sofort unterbrechen. Anfangs wird die Atemtechnik anstrengend für Sie sein und sich besonders im Bauch, Zwerchfell und Nacken bemerkbar machen.

Fantasiereise mit der Atmung

Suchen Sie sich einen ruhigen Rückzugsort und legen Sie sich gemütlich hin. Schließen Sie die Augen und atmen Sie ruhig ein und aus, während Sie sich nun in Gedanken auf eine Reise begeben, die Sie an einen schönen Ort Ihrer Wahl führen soll. Dies kann ein Ort sein, den Sie schon einmal besucht haben oder auch ein Ort, den Sie sich nur vorstellen und noch nie in echt gesehen haben. Besonders beruhigend ist beispielsweise ein Plätzchen in den Dünen an einem Strand oder eine Sicht auf eine Lichtung mitten im Nadelwald. Konzentrieren Sie sich auf die Eindrücke an diesem Ort. Spüren Sie den warmen Sand unter Ihren Füßen, den Geruch von Salzwasser und die angenehme Brise. Fühlen Sie mit den Händen über den weichen und moosigen Waldboden und hören Sie dem Vogelgezwitscher zu.

Beobachten Sie, wie sich ein Schmetterling auf Ihre Schulter setzt oder ein Reh über die Lichtung läuft. Riechen Sie den Harz der Bäume und das Knacken des Holzes. Spazieren Sie vielleicht barfuß an einem Flusslauf mit kristallklarem Wasser entlang und machen Sie sich bewusst, dass Sie an diesem Ort nichts Ärgerndes oder Nerviges erreichen kann. Sie sind ganz für sich fernab vom Alltag und Ihrem realen Ich und atmen ruhig und entspannt.

Kapalabhati – Feueratmung

Die Feueratmung ist auch eine schnelle Atmung, bei der die ganze Kraft auf das Ausatmen verwendet wird. Atmen Sie sehr langsam, tief und lange ein und dann schnell und mit viel Kraft wieder aus. Das Ausatmen sollte kräftig aus dem Bauch herauskommen und genauso wie das Einatmen durch die Nase erfolgen. Machen Sie 10 Atemzüge pro Zyklus und dann eine Pause, in der Sie kurzzeitig normal wieder ein- und ausatmen. Die Zyklen können Sie bis zu fünfmal wiederholen und bemerken mit der Zeit, dass Ihr Gehirn wacher wird und der Vagusnerv besonders stark stimuliert wird. Diese Atmung ist auch passend für einen positiven Kick, der Sie dazu bringt, sich wieder auf die schönen Dinge im Leben zu konzentrieren.

Konzentriertes Atmen

Schließen Sie die Augen und machen besonders große und sehr tiefe Atemzüge. Stellen Sie sich beim Einatmen nun vor, dass Sie nicht nur die reine Luft, sondern dabei auch Geborgenheit, Licht und Ruhe einatmen. Spüren Sie, wie genau diese Gefühle den ganzen Körper fluten. Stellen Sie sich wiederum beim Ausatmen vor, wie alles Negative mit der Luft den Körper verlässt. Spüren Sie, wie die Hektik Sie verlässt und der Stress von Ihnen abfällt. Bei den kommenden Atemzügen können Sie sich vorstellen, wie beim Ausatmen Liebe in die Welt hinausströmt und Sie sich mit dieser umgeben. Hier wirken auch Mantras gut, wie „Ich atme Gelassenheit und Ruhe ein“ oder „Ich bewege mich in der Liebe, die ich in die Welt hinausgetragen habe“.

Meditatives Atemzählen

Für diese Atemtechnik sollten Sie sich an einen möglichst ruhigen Ort begeben oder nur geringe Umgebungsgeräusche haben, die Sie noch gut ausblenden können. Setzen Sie sich aufrecht hin, achten auf eine gerade Wirbelsäule und schließen die Augen. Neigen Sie den Kopf ganz leicht nach vorne und konzentrieren Sie sich nun auf Ihre Atmung. Versuchen Sie, diese etwas zu verlangsamen. Sobald sich die Atmung etwas verlangsamt hat, beginnen Sie mit der Zählung der Atemzüge beim Ausatmen. Zählen Sie dabei immer nur bis fünf und fangen dann wieder von vorne an. Konzentrieren Sie sich nur darauf und ignorieren alles andere um Sie herum. Versuchen Sie nichts zu denken und nichts zu hören.

Nadi Shodhana – Wechselatmung

Begeben Sie sich in eine angenehme Position und entspannen Sie sich. Halten Sie sich nun mit dem rechten Daumen das rechte Nasenloch zu und atmen durch das linke Nasenloch tief ein. Halten Sie sich daraufhin das linke Nasenloch zu und atmen durch das rechte Nasenloch wieder aus. Wechseln Sie dann die Seiten beim Ein- und Ausatmen und wiederholen die Übung für mehrere Minuten. Die wechselseitige Atmung sorgt dafür, dass beide Gehirnhälften gleichgut mit Sauerstoff versorgt werden. Oft atmen wir nämlich unbewusst durch ein Nasenloch besser ein als durch das andere, wodurch eine ungleichmäßige Versorgung mit Sauerstoff entsteht. Diese Wechselatmung aktiviert das zentrale Nervensystem inklusive aller Hirnnerven und verpasst Ihnen einen Frischekick.

Progressives Atmen zur Entspannung

Progressives Atmen lässt Sie sowohl geistig als auch körperlich entspannen und sollte am besten im Liegen durchgeführt werden. Legen Sie sich also bequem hin und atmen zunächst einige Male nur locker ein und aus. Schließen Sie nun die Augen, atmen ein und spannen dabei die Fußmuskeln an. Atmen Sie dann aus und lassen auch die Fußmuskeln wieder locker. Beim nächsten Einatmen spannen Sie die Wadenmuskeln an. Arbeiten Sie sich so immer weiter hoch und spannen bei jedem Einatmen eine neue Muskelpartie an. So gelangen Sie über Po, Oberbauch, Brust, Schultern, Arme, Finger und Hals bis zur Stirn. Wenn Sie etwas mehr Übung mit dieser Atemtechnik haben, können Sie sie auch im Sitzen ausführen und beispielsweise in der Mittagspause im Büro oder anderswo anwenden. Der Entspannungsfaktor dieser Atemtechnik ist genauso wertvoll wie der berühmte kleine Powernap und kann wahlweise auch vor der Meditation durchgeführt werden.

Sama Vritti

Die letzte hier vorgestellte Atemübung basiert darauf, dass Sie durch Ihre Nase sowohl ein- als auch wieder ausatmen. Stellen, setzen oder legen Sie sich bequem hin und sorgen Sie für eine ruhige Umgebung. Atmen Sie nun langsam und tief durch die Nase ein und zählen dabei bis 4. Wiederholen Sie das einige Male und erweitern Sie die Dauer des Einatmens später auch auf 5,6 oder sogar 8. Versuchen Sie aber, sich mit der Übung nicht zu überfordern, denn der Entspannungsfaktor und die eintretende Ausgeglichenheit stehen im Vordergrund.

VAGALE REGULATION DURCH TAI-CHI[99]

Tai-Chi ist ebenso eine asiatische Sportart, die wie Yoga meditative Inhalte mit Körperbewegung verbindet. Dadurch dass bei Tai-Chi die Herzfrequenzvariabilität erhöht wird, wird der Vagusnerv stimuliert und der vagale Tonus verbessert. So wie bei Yoga wird ein Neurotransmitter namens Gaba erhöht. Gaba wirkt sehr beruhigend. Zwar wird der Neurotransmitter auch bei Yoga freigesetzt, jedoch eignet sich Tai-Chi für alle Sportler, denen Yoga dann doch etwas zu langsam ist. Wenn Sie also ein etwas schnelleres Tempo mögen und sich an fließenden Bewegungen erfreuen, ist Tai-Chi genau das Richtige für Sie. Tai-Chi ist das chinesische Schattenboxen und wird von Menschen aller Altersklassen praktiziert. Die Sportart ist auch unter dem Namen ewiger Jungbrunnen bekannt und wird gerne in Gruppen in Parks ausgeführt.

Tai-Chi-Übungen

Auch hier ist es wichtig, dass Sie bequeme Kleidung tragen, die Sie in Ihren Bewegungen nicht einschränkt. Achten Sie bei der Durchführung der Übungen außerdem darauf, dass Sie bei Schmerzen sofort aufhören. Wenn Schmerzen auftreten, führen Sie die Übung entweder aus Versehen falsch durch oder Ihr Körper ist noch nicht so weit und Sie sollten die Übung zu einem fortgeschrittenen Zeitpunkt erneut versuchen.

[99] Mayer, 2019, S.46-60

Nehmen Sie eine lockere Grundhaltung ein. Stellen Sie sich also hüftbreit hin und lassen die Arme locker hängen. Winkeln Sie die Arme dann ganz leicht an und führen diese vor Ihrem Körper in die Höhe. Heben Sie die Arme bis zur Brusthöhe an und lassen die Handflächen nach unten zeigen. Dann senken Sie die Arme wieder ab, sodass die Handflächen zum Boden zeigen und Sie diese leicht Richtung Boden drücken können. Wiederholen Sie diese Übung mehrere Male und führen Sie die Bewegungen im Tai-Chi alle langsam und ohne Schwung durch. Achten Sie zudem auf eine gleichmäßige und ruhige Atmung.

Gehen Sie nun von der lockeren Grundstellung in die Hocke und führen die Arme vor Ihrem Oberkörper zusammen, sodass sich die Fingerspitzen berühren. Machen Sie mit den so geschlossenen Armen nun kreisende Bewegungen, als wenn Sie Wasser schöpfen würden. Gehen Sie danach wieder in die Ausgangsposition und wiederholen die gesamte Übung mehrere Male.

Wenn Sie wieder in der Grundstellung angekommen sind, strecken Sie die Arme links und rechts in Schulterhöhe vom Körper weg, wobei die Handflächen nach oben zeigen. Führen Sie die Arme nun vor dem Körper so zusammen, als würden Sie jemanden umarmen und lassen Sie Ihre Fingerspitzen sich vor dem Körper auf Brusthöhe berühren. Nach der Bewegung strecken Sie die Arme wieder nach links und rechts aus und wiederholen die Übung.

Begeben Sie sich für die letzte Übung in die Grundstellung und führen die Arme in Brusthöhe. Führen Sie den linken Arm nach links und den rechten Arm in abgeknicktem Zustand ebenso nach links. Bewegen Sie den rechten Arm dann nach rechts und tun dasselbe mit dem linken Arm. Diese Bewegungen sollten sehr langsam ablaufen und der Kopf folgt nicht der Bewegung der Arme. Es ist erleichternd, wenn Sie das Gewicht bei den Bewegungen minimal nach rechts und links verlagern.

YOGA: DAS VAGUSNERV-TRAINING

Yoga ist nicht nur ein Sport, sondern auch eine Art der Bewegung, die Körperbeherrschung, Meditation und Entspannung miteinander vereinen. Durch Yogaübungen wird der Vagusnerv stimuliert und der vagale Tonus erhöht. Außerdem bringen diese Übungen Körper, Seele und Geist in eine Balance. Eventuell haben Sie Vorurteile gegen Yoga und sehen die sportliche Betätigung als zusätzliche Verpflichtung am Tag. Wenn Sie den Übungen aber eine Chance geben, werden Sie mit der Zeit realisieren, dass Sie sich währenddessen aktiv für Ihre Gesundheit einsetzen und darauf hinarbeiten, keine körperlichen sowie geistigen Probleme zu entwickeln. Der Vagusnerv wird durch Yoga gut stimuliert und Sie werden etwas fitter, ohne dass Sie sich dabei vollkommen überanstrengen und überfordern müssen. Im Folgenden kommen ein paar Beispielübungen, die Sie auch als Anfänger sehr gut ausführen können und Ihnen helfen, den ersten Einstieg in die Thematik zu finden.

Yoga-Übungen[100]

Bevor Sie mit einer Yoga-Übung anfangen, gibt es ein paar wenige Vorbereitungen zu treffen. Zuallererst benötigen Sie bequeme Kleidung. Dies muss gar nicht unbedingt Sportkleidung sein. Ein gemütliches T-Shirt und eine weite Stoffhose oder Jogginghose und Socken sind vollkommen ausreichend für den Anfang. Schaffen Sie sich außerdem eine angenehme und beruhigende Atmosphäre. Legen Sie sich eine Sportmatte auf dem Boden zurecht oder machen Sie Yoga auf einem schon vorhanden weichen und rutschfesten Teppich.

Sie können das Licht dimmen oder auch Duftlampen anmachen und entspannende Musik auflegen. Achten Sie darauf, dass der Raum vorher gut durchlüftet wurde und Ihnen ausreichend frische Luft mit viel Sauerstoff zur Verfügung steht. Wenn Sie mit Yoga beginnen, brauchen Sie keineswegs täglich eine ganze Stunde ihrer Zeit investieren. Wenn Sie die Gewohnheit täglich in Ihren Alltag integrieren können, reichen schon 10 bis 15 Minuten aktives Yoga aus, um den Vagusnerv effektiv zu stimulieren. Da Sie die Übungen regelmäßig durchführen, werden Sie auch bei dieser kurzen Zeitinvestition positive Veränderungen verspüren können. Achten Sie außerdem darauf, Yoga nicht direkt nach dem Essen und mit vollem Bauch zu machen. Es sollten mindestens 2 Stunden nach der letzten großen Mahlzeit vergangen sein.

Setzen Sie sich auf den Boden, richten Sie Ihren Oberkörper auf, sodass der Rücken gerade ist und strecken Sie Ihre Beine gerade nach vorne aus. Die Beine

[100] Mayer, 2019, S.55-60

sind dabei durchgestreckt und die Zehen zeigen zur Decke. Winkeln Sie nun ein Bein ab und legen die Fußsohle des abgewinkelten Beines an die Innenseite des Oberschenkels vom anderen Bein. Nun strecken Sie beide Hände zur Decke und kontrollieren erneut, ob Ihre Wirbelsäule ganz gerade ist. Beugen Sie den Oberkörper dann nach vorne, ohne den Rücken dabei zu krümmen. Versuchen Sie mit Armen und Oberkörper soweit es geht nach vorne zu kommen. Idealerweise können Sie sich mit dem Oberkörper auf Ihre Beine legen, jedoch ist es nicht schlimm, wenn das anfangs und im ungedehnten Zustand nicht so gut funktioniert. Gehen Sie dann zurück in die Ausgangssituation, wechseln das angewinkelte Bein und wiederholen die Übung.

Legen Sie sich nun mit ausgestreckten und eng aneinander liegenden Beinen auf den Rücken und schieben Ihre flachen Hände unter den Po. Atmen Sie nun tief ein und drücken gleichzeitig den Oberkörper in einer Art Halbbogen vom Boden weg. In dieser Position sollte der Kopf hinten den Boden berühren. Durch diese Übung öffnen Sie den gesamten Oberkörper und die Lungen können sich besonders gut mit Sauerstoff füllen.

Knien Sie sich nun auf den Boden und setzen sich danach auf die Fersen ab. Achten Sie auf einen geraden Rücken und strecken Sie die Hände, gefaltet wie bei einem Gebet, zur Decke. Diese Position eignet sich auch sehr gut, um Atemübungen durchzuführen. Atmen Sie nun in dieser Position tief über die Nase ein und über den Mund wieder aus. Versuchen Sie auch, die Position nicht nur für einen Atemzug, sondern direkt für ein paar Minuten zu halten.

Diese Übung verlangt Ihnen etwas Körperspannung ab und deswegen ist es normal, dass Ihnen die Durchführung in den ersten paar Anläufen beim Yoga nicht gelingt. Solange Sie es immer wieder versuchen, kann der Körper in den Problemzonen dieser Übung gestärkt werden und so werden Sie die Position nach einer Weile halten können. Legen Sie sich mit ausgestreckten Beinen auf den Rücken und legen Sie die Arme links und rechts vom Körper ab. Die Handflächen drücken dabei in den Boden. Heben Sie nun die Beine an, sodass diese zur Decke zeigen und darauf folgt der Po, welcher sich auch vom Boden erheben sollte. Idealerweise formen Beine und Po eine gerade und senkrechte Linie. Bei noch fehlender Körperspannung können Sie den unteren Rücken mit den Händen leicht abstützen.

Es folgt eine Übung, bei welcher Sie sich wieder auf den Boden knien und sich auf die Fersen absetzen. Beugen Sie den Oberkörper nun nach vorne und legen diesen auf den Oberschenkeln ab. Führen Sie die Arme rechts und links vom Körper nach hinten, lassen die Handflächen zur Decke zeigen und die Stirn vor Ihrem Körper auf dem Boden aufliegen. Schließen Sie die Augen, atmen ruhig ein und wieder aus und spüren Sie richtig in die Entspannung hinein.

Nun kommt eine Übung, welche mit dem berühmten Schneidersitz beginnt. Halten Sie den Rücken im Schneidersitz gerade und legen Ihre Hände sanft auf die Oberschenkel auf. Blicken Sie nun mindestens 6-mal nur mit den Augen nach oben und nach unten. Der Kopf bleibt dabei gerade und sollte sich nicht bewegen. Dann wiederholen Sie die Übung, indem Sie nur mit den Augen nach rechts und links blicken. Nun blicken Sie mehrere Male von rechts unten nach links oben und umgekehrt.

Daraufhin machen Sie kreisende Bewegungen mit Ihren Augen im Uhrzeigersinn. Suchen Sie sich nach dieser Bewegung einen Fixpunkt in der Nähe und einen weiter weg und fixieren Sie beide Punkte abwechselnd mehrmals hintereinander. Nun können Sie die Handflächen aneinanderreiben, sodass sich diese erwärmen und die warmen Handinnenflächen auf die geschlossenen Augen auflegen.

Knien Sie sich für diese Übung auf den Boden und gehen dann in den Vierfüßlerstand. Strecken Sie die Hände jetzt gerade aus und bilden mit dem Rücken eine schiefe Ebene. Das Becken sollte sich bei dieser Übung trotzdem weiterhin über den Knien befinden. Bilden Sie mit den Armen und dem Rücken eine gerade Linie und strecken die Arme so weit aus, wie es Ihnen möglich ist. Während der gesamten Übung sollten Sie versuchen, Ihre Körperspannung zu halten.

Eine der berühmtesten Yoga-Übungen ist ebenso gut für die Stimulation des Vagusnervs und nennt sich herabschauender Hund. Stützen Sie dafür beide Handflächen auf dem Boden ab und strecken den Po Richtung Decke. Stellen Sie die Beine hüftbreit auseinander und drücken die Füße flach auf den Boden. So formen Sie mit Ihrem Körper praktisch ein Dreieck.

Eine weitere bekannte und gute Yoga-Übung für Beginner ist die kleine Brücke. Dabei legen Sie sich auf den Rücken und winkeln die Beine an. Die

Fußsohlen liegen flach auf dem Boden und sind unter den Knien platziert. Drücken Sie nun den Oberkörper nach oben und heben gleichzeitig den Po an. Stützen Sie sich mit den in den Boden gedrückten Schultern ab. Oberkörper und Oberschenkel sollten in der Luft bis zu den Knien eine Gerade bilden. Halten Sie diese Position so lange, wie es Ihnen möglich ist.

Die folgende Übung eignet sich sowohl zur Meditation als auch zur Durchführung von Atemübungen. Setzen Sie sich hierfür auf den Boden, strecken die Beine aus und halten den Rücken gerade. Winkeln Sie die Beine dann ab und drehen dazu die Knie nach außen. Die Fußsohlen berühren sich nun vor dem Körper und können komplett aneinandergelegt werden. Wenn Sie sich noch unwohl in dieser Position fühlen, können Sie Ihre Hände als Hilfe nach hinten abstützen, Hauptsache der Rücken ist gerade und Sie können gut ein- und ausatmen.

Nun kommt die Vorwärtsbeuge, welche Sie auch so im Laufe des Tages einfach immer wieder zwischendurch machen können. Stellen Sie sich gerade hin und halten die Beine geschlossen. Beugen Sie sich dann vornüber und berühren, wenn möglich, mit Ihren Händen den Boden. Nun wandern die Hände zu den Beinen, wo sie die Fußknöchel umklammern können. Halten Sie diese Position und atmen Sie gleichmäßig ein und aus.

Das Potenzial des Vagusnervs richtig ausschöpfen (Geist)

AUTOGENES TRAINING[101]

Autogenes Training zielt vor allem auf die Entspannung ab und basiert auf Autosuggestion. Auch wenn sich autogenes Training sehr esoterisch und nach Hokus Pokus anhört, wurde der Effekt des autogenen Trainings trotzdem bereits ausreichend belegt. Das autogene Training wurde bereits 1926 vom Psychiater Johannes Heinrich Schultz entwickelt, welcher sich zuvor intensiv mit Hypnose beschäftigt hatte. In sehr vielen Ländern ist das autogene Training heutzutage auch eine gesetzlich anerkannte Methode im Rahmen der Psychotherapie.

Diese Art von Training wirkt sich gleichzeitig positiv auf Seele, Körper und Geist aus, durch welches viele Volkskrankheiten, die heutzutage vor allem durch Leistungsdruck entstehen, behandelt oder vorgebeugt werden können. Die Kombination aus Stress, Hektik und Druck sind heutzutage präsenter als je zuvor. Der Mensch hat mit seiner immer schneller, höher und weiter-Mentalität dafür gesorgt, dass Grenzen überschritten werden, die einerseits positive Innovationen und Verbesserungen mit sich bringen. Andererseits ist der Mensch ein Wesen mit Grenzen, die nicht einfach so immer weiter ausgebaut werden können.

Immer größere Anteile der Gesellschaft leiden maßgeblich unter dieser Mentalität und können dem extremen Leistungsdruck nicht mehr dauerhaft standhalten. Dies äußert sich dann durch unterschiedliche Verhaltensweisen oder auch psychische sowie körperliche Erkrankungen, welche vorher in dieser Intensität nicht aufgetreten sind. Menschen haben immer häufiger mit Angst oder Depressionen zu kämpfen oder entwickeln andere psychische Dispositionen, weil sie den ganzen Druck einfach nicht mehr aushalten können und trotzdem gezwungen sind, immer weiterzumachen. Die Alternativlosigkeit unserer

---

[101] Mayer, S. 67-72

Gesellschaft, bringt den menschlichen Körper so weit, dass sich psychische Probleme körperlich manifestieren und sich Beschwerden wie Magengeschwüre, Migräne oder Verdauungsprobleme ausbilden.

Das autogene Training kann zwar nicht von heute auf morgen die gesamte Gesellschaftsstruktur ändern, jedoch kann dieses Training als Unterstützung den Menschen helfen, sich in der uns gegebenen Situation besser zu schlagen und besser auf uns selbst zu achten. Außerdem bildet das autogene Training und andere Anwendungen, wie Entspannungsübungen oder Yoga einen gesunden Alternativweg zu Süchten wie Alkohol oder Drogen. Süchte sind im Grunde die Manifestation des Fluchtreflexes des menschlichen Geistes. Der Geist und Körper braucht irgendeine Art von positivem Erlebnis oder eine kurze Erlösung und Pause vom sich immer weiterdrehenden Hamsterrad. So verfallen viele Menschen der Sucht.

Dass diese Süchte das Hamsterrad nur noch größer und schwergängiger machen, fällt vielen mit der Zeit nicht mehr auf und man kann sich kaum noch vorstellen, ohne diesen positiven Kick zu leben. Autogenes Training sorgt nicht dafür, dass man den Alltag nach einem kurzen Kick nicht mehr bewältigen kann und schadet auch dem Körper nicht mit chemischen Substanzen, die eigentlich giftig sind. Außerdem brauchen Sie für autogenes Training gar nicht so viel zeit, wie Sie vielleicht vermuten. Zu Beginn reicht es schon aus, sich täglich 5 Minuten zu nehmen, um das autogene Training durchzuführen.

Es ist am effektivsten, wenn Sie die kurze Trainingseinheit zur Routine werden lassen und dieses immer direkt nach dem Aufstehen, in der Mittagspause oder beispielsweise direkt vor dem Schlafengehen durchführen. Wenn es mal einen Tag gibt, an dem Sie wirklich keine Zeit haben oder sich unwohl fühlen, sollten Sie sich nicht zum autogenen Training zwingen. Ähnlich wie bei der Meditation oder Yoga, sollten Sie sich körperlich nicht zu unwohl fühlen. Machen Sie also bei Bedarf den Knopf Ihrer engen Hose auf oder lockern Sie die Krawatte und beginnen dann erst mit den Übungen.

Das autogene Training arbeitet grundsätzlich damit, dass Sie sich in eine angenehme Position begeben, die Augen schließen und sich entweder auf ein ganz bestimmtes Körperteil konzentrieren oder sich auf alle Körperteile, aber nacheinander, fokussieren. Parallel atmen Sie ruhig und sagen sich innerlich oder ausgesprochen ein Mantra vor, welches zu dem Wirkungsziel der Übung passt. Sie versetzen sich durch das stetige Wiederholen des Satzes in eine Art Trance, die dann die entsprechende Wirkung auf Ihren Körper und Geist einleitet. Um sich aus der Trance wieder in die Gegenwart und ins Hier und Jetzt zu holen, wenden Sie ein anderes Mantra an, das das vorherige unterbricht und Ihnen auch verbal ganz deutlich macht, dass die Übung jetzt beendet ist und Sie Ihre Augen öffnen.

Grundhaltungen für autogenes Training

Zuallererst wird Ihnen die Droschkenkutscher-Haltung vorgestellt. Setzen Sie sich dazu auf die Kante eines Stuhls, beugen den Oberkörper nach vorne und stützen die Ellenbogen auf den Oberschenkeln ab. Lassen Sie die Hände an der Innenseite der Beine locker runterhängen und richten auch Ihren Kopf Richtung Boden. Der gesamte Körper sollte entspannt und locker sein.

Die Liegehaltung impliziert, dass Sie sich auf den Rücken legen, es sich ausreichend bequem machen und ein Kissen unter den Kopf sowie unter die Kniekehlen legen. Legen Sie die Hände neben dem Körper dann locker auf und lassen die Handflächen nach unten zeigen. Die Fußspitzen können Sie locker etwas nach außen kippen lassen.

Um das autogene Training im Büro oder am Arbeitsplatz allgemein durchführen zu können, setzen Sie sich aufrecht auf Ihren Stuhl und stellen die Füße parallel nebeneinander. Die Beine sollten in einem 90°-Winkel gebeugt sein und die Arme legen Sie auf dem Schreibtisch ab. Achten Sie darauf, dass die Ellbogen knapp an der Tischkante aufliegen und die Handflächen nach unten zeigen sowie eine Handbreit auseinander liegen.

Um die Lehnstuhlhaltung einzunehmen, benötigen Sie einen Sessel, der auch Armlehnen hat. Dabei kann es sich auch um einen Bürostuhl mit Armlehnen handeln. Grundsätzlich gilt also, dass Sie für die sitzende Position ohne Armlehnen die Schreibtischhaltung einnehmen und für alle Stühle mit Armlehnen die Lehnstuhlhaltung vorziehen. Lehnen Sie den Kopf und Rücken entspannt zurück, legen Sie die Arme auf die Armlehnen auf und lassen Sie die Beine nebeneinander, locker und im 90°-Winkel auf dem Boden stehen.

Je nach Situation eignet sich eine andere Haltung für das autogene Training. Grundsätzlich können aber alle Übungen in jeder hier vorgestellten Haltung ausgeführt werden. Voraussetzung ist nur die korrekte Haltung und die Konzentration auf das Training.

Übungen für autogenes Training

Die **Ruhe-Übung** ist sehr beruhigend und wirkt vor allem auf das vegetative Nervensystem. Nehmen Sie eine bequeme Haltung ein, atmen tief ein und aus und versuchen ruhig zu werden. Schließen Sie nun die Augen und wiederholen das Mantra: „Ich bin vollkommen ruhig“. Sagen Sie sich dieses Mantra mehrere Male vor und atmen dabei ruhig ein und wieder aus. Stellen Sie sich gleichzeitig vor, dass Sie sich an einem Ort befinden, an dem Sie sehr gut entspannen können. Dies kann ein realer Ort sein, an dem Sie schon einmal waren oder auch ein Ort aus Ihrer Fantasie.

Die **Schwere-Übung** ist besonders gut zur Entspannung der Muskulatur geeignet. Konzentrieren Sie sich zuerst auf den rechten Arm, wenn Sie Rechtshänder sind, oder auf den linken Arm, wenn Sie Linkshänder sind. Stellen Sie sich nun vor, wie der bei Ihnen dominante Arm immer schwerer wird und sagen sich in Gedanken immer wieder vor: „Mein rechter/linker Arm wird sehr schwer“. Wenn Sie das Gefühl haben, dass Ihr dominanter Arm eine richtige Schwere erlangt hat, machen Sie dasselbe mit dem nicht-dominanten Arm. Konzentrieren Sie sich nun auf Ihre Beine und dann auf alle anderen Körperteile und stellen Sie sich vor, wie allmählich Ihr ganzer Körper sehr schwer wird. Die Schwere sollte sich wohlig und angenehm anfühlen. Wenn Sie ein paar Minuten so verbracht haben, wecken Sie alle Körperteile nach und nach wieder auf, lassen Sie die Schwere gehen und fühlen den entspannenden und erfrischenden Effekt dieser Übung.

Die **Wärme-Übung** sorgt für einen Anstieg der Körpertemperatur durch autogenes Training. Nachdem Sie eine angenehme Haltung eingenommen haben, konzentrieren Sie sich erneut auf Ihren dominanten Arm und sagen sich im Geiste vor: „Mein Arm erhält eine angenehme Wärme“. Wenn Sie die Wärme im dominanten Arm verspüren, gehen Sie über zum nicht-dominanten Arm und durchlaufen danach Stück für Stück jedes weitere Körperteil.

Die **Atemübung im autogenen Training** ist vor allem dazu gedacht, Sie aus dem tranceähnlichen Zustand der Meditation wieder zurückzuholen. Schließen Sie dafür die Augen, wenn sie nicht schon geschlossen sind, und sagen Sie sich vor: „Ich atme regelmäßig und ruhig". Wenn Sie das Training oder die Meditation beenden möchten, sagen Sie sich in Gedanken vor: „Ich atme tief ein und wieder aus und öffne meine Augen". So holen Sie sich mit der vorherigen aufgebauten autogenen Basis durch das erste Mantra wieder aus dem meditativen Zustand in das Hier und Jetzt zurück.

Das Sonnengeflecht ist nicht nur der Name der Übung, sondern auch die Betitelung des Bereiches im Körper, welcher sich unterhalb des Zwerchfells befindet. Indem Sie sich auf den Bereich konzentrieren, werden Magen und Darm besonders gut durchblutet. Legen Sie zur Unterstützung eine Hand auf den Bereich unter dem Zwerchfell, nehmen eine angenehme Haltung ein und sagen sich vor „Mein Sonnengeflecht wird von angenehmer Wärme durchflutet". Wiederholen Sie den Satz einige Male und spüren Sie, wie diese Bauchregion tatsächlich an Wärme gewinnt.

Die **Herz-Übung** soll den Puls und Blutdruck regulieren und konzentriert sich auf das Herz. Schließen Sie die Augen, konzentrieren Sie sich auf nur auf Ihr Herz, fühlen Sie in den Herzschlag hinein und wiederholen immer wieder das Mantra "Mein Herz schlägt gleichmäßig, ruhig und zuverlässig". Auch bei Liebeskummer bietet sich diese Übung an und es wirken Mantras wie „Mein Herz ist wieder frei und hört auf zu schmerzen". Mit dem Mantra „Ich mache die Augen auf und komme wieder zurück" holen Sie sich wieder in die Gegenwart und aus der Trance zurück.

Die **kühle Stirn** soll in stressigen oder brenzlichen Situationen beruhigen und dafür sorgen, dass Sie auch in der Hektik einen kühlen Kopf bewahren. Schließen Sie dazu die Augen und stellen Sie sich vor, wie Sie Ihre Stirn mit Eiswürfeln oder einem kalten Tuch kühlen und sagen sich innerlich oder ausgesprochen immer wieder den Satz vor „Meine Stirn ist angenehm kühl". Um sich aus der Trance, die so lange dauert, wie Sie es möchten, wieder herauszuholen, sagen Sie sich ein Mantra vor wie „Vielen Dank und willkommen zurück".

RICHTIGES MINDSET – POSITIVE GLAUBENSSÄTZE

Zu dem richtigen Mindset gehört das Innere des Kopfes, aber auch die Außenwelt, die einen tagtäglich umgibt. Ein positives Umfeld kann sehr ausschlaggebend sein und ein negatives Umfeld sehr hinderlich für die eigene Entwicklung zu einem positiveren Mindset. Um Ihr soziales Umfeld und all das, mit dem Sie sich tagtäglich umgeben, etwas mehr zu optimieren und auf Ihre Bedürfnisse anzupassen, bietet sich die Informationsdiät als Beginn Ihrer Reise zur Positivität an.

Beobachten Sie sich eine Weile und versuchen Sie herauszufiltern, was Ihnen am Tag negative Situationen oder Gefühle beschwert. Diese negativen Momente könnten sich als Entspannungsphase verkleiden, in der Sie wie gewohnt zum Handy greifen und kopflos oder aufmerksam durch die sozialen Medien scrollen. Welche Seiten haben Sie abonniert, welchen Profilen folgen Sie und wer folgt Ihnen? Sie basteln sich den Inhalt Ihrer sozialen Medien im Grunde selbst zusammen und können mit Bewusstsein für die Mechanismen den Algorithmus auch für sich selbst nutzen.

Achten Sie darauf, welche Inhalte Ihnen Kopfschmerzen, schlechte Laune oder Unbehagen bereiten. Ist es nötig, dass Sie 4 verschiedene Nachrichtenseiten in Ihrem Feed sehen, die jeden Tag 4-mal dasselbe über Mord und Totschlag erzählen oder reicht es vielleicht, wenn Sie sich die Nachrichtenseite mit den fundiertesten Mittelungen heraussuchen und alle anderen deabonnieren? So werden Sie nur einmal auf ungemütliche Nachrichten verwiesen, durchleben die Situation aber nicht 4-mal am Tag zu verschiedenen Zeiten.

Wenn es Menschen gibt, die Sie einfach nur noch aufregen, weil Inhalte geteilt oder erstellt werden, die immer dieselben nervigen Aussagen beinhalten oder Sie aus anderen Gründen auf die Palme bringen, sind Sie nicht verpflichtet, diesen Menschen weiterhin zu folgen, nur weil man sich kennt. Sie dürfen sich selbst an erste Stelle stellen und die digitale Brücke zu Inhalten, die Sie nicht mehr interessieren oder Ihnen negative Gefühle bereiten, abbrechen. Umgekehrt können Sie sich mehr auf die Dinge konzentrieren, die Ihnen positive Gefühle verschaffen und vielleicht sogar ein Lächeln ins Gesicht zaubern.

Ob es sich nun um den Inhalt einer Organisation handelt, die Sie mit Leidenschaft verfolgen, oder um 10-minütige Videos und Tierbabys, ist dabei ganz egal. Wenn Sie sich den Algorithmus der sozialen Netzwerke zunutze machen möchten, können Sie gerade mit den für Sie als angenehm empfundenen Inhalten interagieren.

Der Algorithmus merkt sich Ihr Verhalten und wird Ihnen mehr von den Inhalten präsentieren, die Sie als für sich interessant signalisieren. Neben der digitalen Aussortierung von negativen Einflüssen sollten Sie genauso konsequent bezüglich Ihres sozialen Umfelds sein. Vielleicht gehören auch Sie zu den Menschen, die eine langjährige Freundschaft aufrechterhalten, weil sie beide schon so viele Jahre verbindet und Sie diese Freundschaft durch die langjährige Verbindung nicht aufgeben wollen. In Wirklichkeit ist die Freundschaft aber bei Weitem nicht mehr das, was sie einst war. Fokussieren Sie sich für diese Neuorientierung Ihres Umfelds nicht darauf, was einmal war, denn das ist vergangen. Betrachten Sie die Situation im Hier und Jetzt und versuchen Sie ehrlich zu sich selbst zu sein.

Halten Sie Verbindungen aufrecht, die Ihnen eigentlich gar nicht guttun oder sogar etwas abverlangen, wie Überwindung oder Nerven, sich überhaupt noch gegenseitig zu kontaktieren und zu sehen? Es ist normal, dass sich Menschen in unterschiedliche Richtungen entwickeln und die Persönlichkeiten irgendwann nicht mehr zusammenpassen. Sie sind aber nicht dazu verpflichtet, an diesen Verbindungen festzuhalten und müssen auch keine Angst haben, dass sich die andere Person extrem vor den Kopf gestoßen fühlt.

Bei diesen sozialen Verbindungen ist es eher im Gegenteil oft der Fall, dass beide Parteien merken, es stimmt etwas nicht oder etwas ist nicht mehr so wie früher. Jedoch traut sich keiner von beiden den Schritt zu gehen und den künstlich aufrechterhaltenen Bezug zueinander zu trennen. Es kann sein, dass Sie im ersten Moment auf Widerwillen stoßen oder negative Reaktionen hervorrufen. Ihr eigenes Wohlbefinden steht aber immer an erster Stelle und die Rebellion der Menschen gegen Ihre Distanzierung ist nur der Versuch, Sie wieder an die zweite Stelle zu stellen.

Trennen Sie sich am besten besonders von Menschen, die wie Energievampire sind und Ihnen Ihre Kraft und Energie rauben, ohne dass Sie es möchten.

Nach einem Treffen mit dieser Person sollten Sie sich emotional nicht vollkommen ausgelaugt und genervt fühlen und das dürfen Sie auch unterbinden. Wenn die andere Person Sie als jemand ansehen würde, der ihr nicht guttut, würde wahrscheinlich genau dasselbe passieren. Der Person scheint es ja schon egal zu sein, Sie mit ihrer Art zu belasten, dann wird es sie sicherlich nicht groß stören, sich selbst auch umzuorientieren, wenn Sie als emotionale Ressource ausgeschöpft sind oder nicht mehr zur Verfügung stehen. Im Gegenzug dazu sollten Sie sich, wenn möglich, auf die Personen in Ihrem Umfeld konzentrieren, die Ihnen guttun. Schlagworte wie Liebe, Empathie, Nächstenliebe, Verständnis und Achtsamkeit sind gute Orientierungspunkte.

Glaubenssätze bestimmen unser gesamtes Leben. Wenn Sie das Wort Glaubenssätze hören, denken Sie wahrscheinlich direkt an die bewusst gedachten oder ausgesprochenen Sätze im Rahmen einer meditativen Übung oder beim autogenen Training. Glaubenssätze begleiten uns aber unser gesamtes Leben lang und verbergen sich die meiste Zeit eher im Unterbewusstsein. Das Vorsagen eines Mantras ist im Grunde nur dazu da, sich diese Glaubenssätze bewusst zu machen und sie gezielt zu formen, sodass sie uns von Nutzen sein können. Sie durchschreiten Ihr gesamtes Leben mit Glaubenssätzen, die sich parallel zu Ihrer Entwicklung gebildet haben und Sie jeden Tag unterbewusst beeinflussen.

Meistens haben Sie vielleicht sofort eine Meinung, wenn Sie jemand fragt, ob Sie eine bestimmte Aufgabe bewältigen können oder nicht. Auch haben Sie vielleicht den Eindruck, eher zu den Pechvögeln zu gehören oder in vielen Lebenssituationen Glück zu haben. Auch Sie haben sicherlich Tage, an denen Sie denken, dass Sie zwei linke Hände haben und den ganzen Tag einfach alles schiefläuft. In Wahrheit haben Sie aber nicht mehr Pech oder Glück als andere oder haben an einem Tag zwei linke Hände und an einem anderen Tag scheint Ihnen alles zu gelingen, nur weil die Pechsträhne vorbei ist.

Das menschliche Wesen sucht in jeglicher Unordnung der Welt Ordnung. Nur aus diesem Grund sehen wir in Sternen auch Sternenbilder oder denken, dass Wolken eine bestimmte Form haben, die wir wiedererkennen. In Wahrheit sind die Sterne aber nicht extra so angeordnet, dass sie die Form eines Wagens ergeben und wir haben auch keine Pechsträhne, die wie durch Magie auf einmal zu enden scheint. Das sind alles internalisierte Glaubenssätze, an die wir uns klammern, um der unstrukturierten Welt um uns herum etwas mehr Logik und Ordnung aufzuerlegen. Diese Glaubenssätze bilden für uns einen sicheren Rahmen, an den wir uns bei Unsicherheit halten können. Jetzt, da Sie wissen, was für einen großen Einfluss Glaubenssätze in unser aller Alltag haben, wird Ihnen auch eher bewusst, wie viel Gutes Sie damit bewirken können, wenn Sie diese Glaubenssätze für sich einsetzen und ins Positive umwandeln. Auch die sich selbst erfüllende Prophezeiung fällt unter dieses Prinzip.

Wenn man schon mit einer pessimistischen Haltung in beispielsweise einen Wettlauf geht und der festen Überzeugung ist, dass man sich schon nach kurzer Zeit so beim Laufen verletzt, dass man sowieso nicht gewinnen kann und vielleicht sogar abbrechen muss, löst das unbewusst ein Verhalten aus, welches im Folgenden dann auch zu genau diesem Ereignis führt. Die selbst erfüllende Prophezeiung zeigt sich für Außenstehende auch gerne dann, wenn die Menschen, die gerade etwas schaffen wollen, scheinbar unmögliche Anfängerfehler bei einer Tätigkeit machen, die sie seit Jahren beherrschen.

Andersherum scheinen absolute Anfänger manchmal Hindernisse zu bewältigen, dessen erfolgreiche Durchführung Ihnen niemand vorher zugetraut hätte und ganz unerwartet kam. Das sind häufig die Äußerungen positiver Glaubenssätze, die die Handelnden so sehr internalisiert haben, dass für sie nichts anderes mehr wichtig ist und scheinbar unüberwindbare Hindernisse doch bewältigt werden können.

Damit auch Sie die positiven Glaubenssätze erfolgreich anwenden können, müssen Sie vor allem lernen, sich selbst zu lieben oder sich selbst zumindest so zu akzeptieren, wie Sie sind. Wenn Sie sich die kleinsten Patzer nicht verzeihen und sich selbst sogar gedanklich in Grund und Boden reden, wenn Sie etwas nicht ganz so gut gemeistert haben, ersticken Sie Ihre eigenen positiven Glaubenssätze im Keim. Die gute Nachricht ist aber, dass es nie zu spät ist, das eigene Selbstbewusstsein wieder aufzubauen und die neuen Glaubenssätze so im Unterbewusstsein zu verankern, dass sich diese auch auf den Lebensalltag auswirken.

Um positive Glaubenssätze zu etablieren, eignen sich autogenes Training und Meditation besonders gut. Es hilft auch, wenn Sie einen Blick dafür entwickeln, wann Sie zu sich selbst negativ reden. Wenn Sie in der Lage sind, mit der

Zeit bewusst wahrzunehmen, dass Sie zu sich selbst unfreundlich sind, können Sie sich direkt bei diesem Gedankengang stoppen und Ihren gerade angewendeten Glaubenssatz in etwas Positives umformulieren. Wenn Sie positiver mit sich selbst reden und optimistischer durchs Leben gehen, wird auch der Vagusnerv im Parasympathikus stärker beansprucht, als wenn Sie immer eine innere Aggression auf sich selbst mit sich herumtragen und den Sympathikus dauerhaft beanspruchen.[102]

MEDITATION[103]

Meditationen sprechen den parasympathischen Teil des Nervensystems an und erhöhen den vagalen Tonus, also die Vagusnervaktivität. Neben der Stimulation des parasympathischen Teils wird der sympathische Teil durch die Reduzierung des Kampf- und Fluchtreflexes heruntergefahren und lässt dem Parasympathikus mehr Raum zum Wirken. Meditation ist also fast einer der wichtigsten Schritte, um den Vagusnerv effektiv zu stimulieren. Meditation schenkt gleichzeitig innere Ruhe und Wohlbefinden und ist eine gute Technik, um nicht nur dem stressigen Alltag zu entfliehen, sondern auch bewusst Self-care zu betreiben.

Meditation ist oft mit Vorurteilen behaftet und macht schnell den Eindruck, dass man stundenlang einfach nur daliegt und schweigen muss. Dem ist aber nicht so. Es gibt eine Reihe von verschiedenen Meditationstechniken, die mitunter auch überhaupt nicht lange dauern müssen. Meditation ist in den meisten Ländern sehr beliebt und hat deswegen auch unterschiedliche spirituelle Ansätze. Im Taoismus, Hinduismus oder Buddhismus gehören Meditationen sogar zum täglichen Leben und erfreuen sich großer Beliebtheit. Im Rahmen dieses Unterkapitels werden Ihnen unterschiedliche Meditationstechniken vorgestellt, aus denen Sie sich die passendste heraussuchen können und einen guten Einstieg in die Welt der Meditation finden. Meditationen werden eingeteilt in passive und aktive Meditationen. Zu den passiven Meditationen gehören die Still-, Achtsamkeits-, Konzentrationsmeditation und die transzendentale Meditation.

---

[102] Mayer, 2019, S. 80-82
[103] Mayer, 2019, S. 90-102

Die aktiven Meditationen umfassen Yoga, Zen Buddhismus, Tantra oder fernöstliche Kampfkünste. Neben der aktiven und passiven Meditation gibt es auch die fernöstlichen Meditationstechniken. Dazu gehören unter anderem Geh-, Tanz-, Rezitation-, Musik- und Schamanenmeditation. Jeder kann die Meditation erlenen. Wenn Sie zu Beginn mit 5 Minuten Meditation am Tag beginnen, ist das vollkommen ausreichend. Über die Zeit werden Sie sich langsam steigern und in der Lage sein, immer länger und intensiver zu meditieren.

Dabei werden Sie Stück für Stück selbstbewusster, gelassener und wacher werden und auch feststellen, dass Sie sich im Alltag grundsätzlich besser konzentrieren können. Besonders zu Beginn Ihrer Meditationsreise sollten Sie sich einen ruhigen Ort für die Meditation suchen. Ohne Übung ist der Geist und Körper noch nicht so fokussiert, als dass sich Umwelteindrücke und Geräusche einfach so ignorieren lassen. Damit Sie nicht permanent aus Ihrer Meditation gerissen werden, ist ausreichend Ruhe und Abgeschiedenheit also besonders zu Beginn sehr wichtig.

Das Ziel der Meditation ist zu Beginn, so wenig wie möglich zu denken und den Geist auch nicht zu Themen wandern zu lassen, die Sie dann in Ihrer Ruhephase kaputt denken können. Das bedeutet, Weglegen des Mobiltelefons sowie Ausschalten des Fernsehers und des Radios. Der Ort, an dem Sie die Meditation durchführen, sollte wie beim Yoga gut durchlüftet sein, eine angenehme Temperatur haben und insgesamt in einem angenehmen Ambiente gestaltet sein. Zünden Sie beispielsweise Räucherstäbchen an oder nutzen Sie Aromaöl in einem Zerstäuber. Achten Sie außerdem auf stretchfähige und bequeme Kleidung, bei welcher vor allem der Hosenbund nicht anfängt zu zwicken.

Meditationshaltungen[104]

Wie Sie feststellen können, hat die Meditation viele Gesichter und genauso facettenreich wie das Bild von Meditation sind auch die dazugehörigen Meditationshaltungen. Idealerweise meditieren Sie entweder im Liegen oder im Sitzen. Bei der Meditation fokussiert man sich nicht nur auf die Körperhaltung

[104] Mayer, 2019, S.93-95

allgemein, sondern auch auf die Haltung der Hände und Finger (Mudras) und die speziellen Sitzhaltungen (Asanas), welche auch beim Yoga zu finden sind.

Die mit Abstand bekannteste Sitzhaltung bei der Meditation ist **der Lotussitz**, der auch für Anfänger sehr angenehm sein kann. Eine Meditation ist auch während des Gehens oder des Arbeitens möglich. So wird diese Art von Meditationen im Buddhismus als Samus bezeichnet. Zu Beginn Ihrer Meditationsreise ist es sowieso sehr wichtig, dass Sie zunächst die für sich angenehmste Meditationshaltung finden. Sie sollten auch nach ein paar Minuten in dieser Haltung keine Schmerzen verspüren und auch die Gliedmaßen sollten Ihnen nach einer kurzen Zeit nicht einschlafen. Egal, welche Sitzhaltung für Sie letztendlich die Richtige ist, achten Sie immer auf einen geraden Rücken, damit die Atemluft optimal zirkulieren kann und Sie ungehindert in den Bauch, also auch ins Zwerchfell, atmen können.

Eine besonders angenehme Haltung ist **der Schneidersitz**, welcher auch als Sukhasana bezeichnet wird und daraus besteht, dass die Beine vor dem Körper wie zu einer Brezel gekreuzt werden. Achten Sie darauf, dass die Schultern entspannt und locker herabhängen und die Hände ganz locker auf den Oberschenkeln aufliegen können. Versuchen Sie sich anzugewöhnen, dass Sie die Handflächen nach oben drehen. Wenn Ihnen der Boden unter Po oder Knöcheln zu hart sein sollte, können Sie sich auch ein zusätzliches Kissen oder eine Yogamatte unterlegen.

Eine dem Schneidersitz ähnliche Sitzhaltung ist **die Muktasana**, bei der die Beine nicht wie eine Brezel vor dem Körper verschränkt werden, sondern abgewinkelt hintereinander liegen.

Ardha Padmasana ist **der halbe Lotussitz**, wobei Sie sich zuerst in den Schneidersitz setzen und dann einen Fuß auf den Oberschenkel des anderen legen und den anderen Fuß auf dem Boden lassen.

Der vollständige Lotussitz (Padmasana) zeichnet sich dann dadurch aus, dass beide Füße auf den jeweiligen Oberschenkeln aufliegen.

Beim Fersensitz (Vajrasana) legen Sie die Unterschenkel abgewinkelt nach hinten ab und setzen sich auf die Fersen ab. Achten Sie bei dieser

Sitzhaltung darauf, dass die Oberschenkel die ganze Zeit gerade und parallel zueinander gehalten werden.

Die Meditation können Sie wahlweise auch **auf einem Stuhl oder Hocker** durchführen. Nutzen Sie aber ein Möbelstück, bei dem Sie während des Sitzens nicht zu weit in die Sitzfläche einsacken. Ein Einsacken während der Meditation erschwert es erheblich, den Rücken gerade zu halten.

Die Meditation **im Liegen** ist auch möglich. Schieben Sie sich aber für diese Meditationshaltung ein Kissen unter den Nacken und unter die Knöchel. So wird die Position auf Dauer nicht unangenehm.

Auch wenn es sich bei der Meditation um einen Ruhezustand handelt, kann diese **im Stehen** durchgeführt werden. Auch hier ist eine gerade Körperhaltung wichtig. Achten Sie darauf, dass Sie nach einer Weile nicht verkrampfen und über die gesamte Meditationsdauer locker stehen können. Es kann sein, dass Sie diese Meditationshaltung zu Beginn nicht so erfolgreich durchziehen können. Verschaffen Sie sich dazu einfach etwas mehr Meditationserfahrung und den Willen, es immer wieder zu probieren. Mit der Zeit werden Sie auch diese Meditationshaltung meistern können.

Ob eine Meditationshaltung richtig für Sie ist, bemerken Sie bereits nach einigen Minuten. Nach dieser kurzen Zeit verkrampfen Sie, irgendwo zwickt es oder Ihnen schläft ein Körperteil ein. Die Meditationshaltung ist auch nicht richtig, wenn Sie nicht ungehindert und tief in den Bauch einatmen können.

MEDITATIONSTECHNIKEN[105]

Die richtige Meditation finden

Wenn Sie sich noch nie mit Meditation befasst haben, ist es gar nicht so leicht, auf Anhieb die beste Meditationstechnik zu finden, geschweige denn eine Meditationshaltung, die sich für Sie besonders gut eignet. An dieser Stelle bietet sich wieder das schon so oft angesprochene Tagebuch an, welches sich wie ein roter Faden durch dieses ganze Fachbuch zieht. Wenn Sie von Beginn an ein Meditationshandbuch anlegen und sich ab Tag 1 notieren, was Ihnen gut und nicht so

[105] Mayer, 2019, S. 95-100

gut gefällt, können Sie sich besser an Ihre Erfolge erinnern und nicht so passende Meditationen schneller herausfiltern. Versuchen Sie zu Beginn festzustellen, wo sich der ideale Meditationsort für Sie befinden könnte.

Wenn Sie nicht gerade eine Geh-Meditation machen oder sich in einem Studio oder Kurs von jemand anderem durch die Meditation führen lassen, wird diese höchstwahrscheinlich in den eigenen 4 Wänden stattfinden. Es wäre ideal, wenn Sie direkt zu Beginn einen Ort finden, den Sie auch bei folgenden Meditationen immer wieder aufsuchen können. Dies hat den Vorteil, dass ein bereits angenehm eingerichteter Raum nicht immer wieder neu hergerichtet werden muss und die Hemmschwelle, überhaupt mit der Meditation zu beginnen, dann deutlich niedriger ist.

Außerdem können Sie sich dann schon mental auf die Meditation einstellen, wenn Ihre Entspannungsumgebung immer dieselbe ist. Diese Regelmäßigkeit hilft Ihnen hier genauso wie in anderen Lebenslagen. Auch beim Lernen oder Arbeiten gewöhnen Sie den Körper an einen zeitlichen Rhythmus, der auf Dauer für einen besseren Fokus sorgt, weil der Körper sich schon darauf einstellen kann, dass jetzt ein Prozess abläuft, den das Gehirn bereits kennt. So kommen Sie schneller in den gewünschten Zustand. Wenn Sie sozusagen ein Zuhause für Ihre regelmäßige Meditation gefunden haben, geht es um die Meditationshaltung, welche sich für Sie am besten eignet.

Idealerweise tasten Sie sich langsam an die verschiedenen Haltungen heran und versuchen sich erst an simpleren Haltungen wie dem Schneidersitz oder dem flachen Liegen auf einer weichen Matte mit Kissen als Unterstützung für Nacken und Kniekehlen. Die meisten Menschen können in dieser Haltung für eine Weile verharren und verspüren keine Schmerzen oder Unbehagen. Wenn Sie die richtige Haltung für sich gefunden haben, kommt die eigentliche Meditationstechnik.

Es kann am Anfang sehr überwältigend sein, zwischen all diesen Techniken wählen zu müssen oder sie sogar alle auszuprobieren. Eine Vorentscheidung können Sie gut treffen, wenn Sie wissen, welches Ziel Sie mit der Meditation erreichen wollen. Je nachdem, ob Sie entspannen und zur Ruhe kommen oder wacher und konzentrierter sein möchten, fällt ein Teil der Meditationstechniken schon weg. Fangen Sie also am besten mit den Meditationen an, die in der Theorie das Ziel erreichen sollen, welches für Sie in diesem Moment am wichtigsten ist.

Wenn Sie gerne Ruhe und Entspannung haben möchten, sollten Sie sich auch auf die beruhigenden Meditationstechniken fokussieren und die, die Sie sich selbst zutrauen, einmal austesten. Schreiben Sie am besten in Ihr Tagebuch, wie Sie sich bei der Meditation gefühlt haben, was gut und was schlecht gelaufen ist und ob die Meditation Ihnen das verschafft hat, was Sie sich versprochen haben. Wenn etwas schlecht gelaufen ist, sollten Sie auch differenzieren, ob die Probleme wirklich wegen der Meditationstechnik aufgetreten sind oder weil Sie die Meditation generell noch üben müssen und noch nicht routiniert genug sind.

Wenn eine Meditationstechnik wirklich nichts für Sie ist, müssen Sie sich auch nicht immer wieder erneut zur Durchführung zwingen.

Ruhige Meditation

Wenn Sie die ideale Meditationshaltung für sich selbst gefunden haben, können Sie damit beginnen, die Augen zu schließen und ganz tief und ruhig ein- und auszuatmen. Versuchen Sie an nichts zu denken und alle ankommenden Gedanken und Ablenkungen abzuschütteln. Sobald Sie bemerken, dass Sie sich in einen Gedankengang vertiefen, kommen Sie wieder zurück, indem Sie sich nur auf Ihre Atmung konzentrieren. Wenn das noch nicht reicht, um alle Gedanken zu verscheuchen, fangen Sie damit an, entweder Ihre Ein- oder Ausatmungen zu zählen. Zu Beginn Ihrer Meditationsreise versuchen Sie am besten, sich für 5 Minuten ohne Unterbrechung auf Ihre Meditation zu konzentrieren und darauf, dass Ihnen Ihre Gedanken nicht durch die Finger gleiten. Steigern Sie die Dauer Ihrer Meditation von Tag zu Tag und bereits nach einer Woche werden Sie deutliche Verbesserungen bemerken.

Osho Meditation

Diese Meditationstechnik eignet sich gut, um direkt energiegeladen in den Tag zu starten. Demnach sollte die Meditation am besten auch noch vor dem Frühstück ausgeführt werden. Beginnen Sie die Meditation mit einer sehr schnellen und tiefen Atmung, die Sie für 10 Minuten durchhalten sollten. Wenn Sie merken, dass Ihnen schwindelig wird, sollte die Atemgeschwindigkeit etwas verringert werden. Auf die ruhige Phase dieser Meditation folgt die laute Phase. Für die nächsten 10 Minuten sollten Sie entweder weinen, lachen, laut rufen oder sogar brüllen, Hauptsache Sie lassen Ihren Emotionen freien Lauf. Auf die 10-minütige vokale Phase folgt dann die motorische Phase. Fangen Sie für die nächsten 10 Minuten an zu hüpfen oder zu tanzen, schütteln Sie Ihren Körper und bewegen sich einfach so, wie es sich in dem Moment gut anfühlt. Nach diesen 10 Minuten verharren Sie einfach für weitere 10 Minuten in Ruhe. In dieser Phase beruhigt sich die Atmung und Sie können etwas ruhen. Die nächsten 10 Minuten sind die abschließende Phase dieser Meditationstechnik, in welcher Sie Ihre Lieblingsmusik einschalten und einfach tanzen, wie Sie möchten. So starten Sie dann voller Energie in den Tag.

Metta Meditation

Diese Technik kommt aus dem Buddhismus und soll für mehr Güte und Liebe sorgen. Metta bedeutet sinngemäß übersetzt Freundlichkeit, Freundschaft und Liebe und sollte idealerweise im Sitzen durchgeführt werden. Schließen Sie Ihre Augen und beginnen Sie mit einer tiefen und sehr ruhigen Atmung in das Zwerchfell. Genießen Sie bewusst die Stille und lassen Sie diese für einen Moment auf sich wirken. Danach sollten Sie sich darauf fokussieren, sich selbst und ihrem Umfeld Liebe und Güte zuzugestehen und diese gedanklich an sich selbst und Ihr Umfeld zu verteilen. Spüren Sie in sich hinein, um ganz bewusst wahrzunehmen, wie sich die Liebe und die Güte in Ihnen ausbreiten und Ihnen eine wohlige Wärme bescheren. Verteilen Sie daraufhin Güte und Liebe an Ihre Mitmenschen und denken Sie dabei nicht nur an Ihre Favoritenliste, sondern auch an die Menschen, die diese Liebe und Güte dringend gebrauchen können. Auch Menschen, die Ihnen unsympathisch sind oder Menschen, die sich aktuell in Krisengebieten befinden, sollten von Ihnen bedacht werden. Unterstützend wirken hier Mantras wie: „Alle Menschen sollen Liebe erfahren“, „Ich möchte, dass du glücklich bist“ oder „Ich gebe dir meine Güte“.

Transzendentale Meditation

Diese Technik stammt von einem Yogi namens Maharishi Mahesh, der ab den 1967-er Jahren sogar der spirituelle Berater der Beatles wurde. Seine hier erläuterte Meditationstechnik entwickelte er bereits 1955. Bei dieser Technik wird vom Yogi ein individuelles Mantra für den Meditierenden vergeben, welches geheim gehalten wird. Ohne einen zusätzlichen Yogi können Sie sich Ihr eigenes Mantra erschaffen, welches individuell auf Ihr Leben und Ihre Situation angepasst ist. Denken Sie dabei an ein aktuelles Problem oder eine aktuelle Schwäche, welche Sie am stärksten beeinträchtigt oder beschäftigt. Formulieren Sie dann dementsprechend ein positives Mantra und verwenden es für Ihre Meditation. Sagen Sie sich dieses Mantra bei der ganz normalen Meditation immer wieder vor. Wenn Sie die transzendentale Meditation vollständig erlernen wollen, geht dies aber nicht zu Hause allein, sondern nur im Rahmen eines Yoga-Kurses oder mit professioneller Anleitung.

Zazen – Meditation im Zen Buddhismus

Diese spezielle Form der Meditation baut darauf, dass die Augen nicht vollständig geschlossen, sondern halboffen oder ganz offen sind. Dabei praktizieren Sie jedoch nicht bewusst das Sehen nach außen und entwickeln eine Art Schleierblick, bei dem Sie nichts bestimmtes ins Visier fassen und die Augen unfokussiert bleiben. Der Blick bei dieser Meditation ist eher nach innen gerichtet und beobachtet Geist, Körper und Seele. Spüren Sie Ihr Herz und achten Sie auf den Herzschlag und darauf, wie Wärme vom Herzen aus durch den ganzen Körper strömt. Betrachten Sie auch Ihren Geist, welcher viel Empathie mit sich bringt und Ihre Seele, die viel Mitgefühl schenken kann. Bei der Meditation geht es um die Übung der Achtsamkeit und die Reduktion von Stress. Gleichzeitig wird die emotionale Stabilität gestärkt und die Aufmerksamkeit verbessert.

Konzentrations-Meditation mit Objekt

Diese Form der Meditation eignet sich sehr gut für Einsteiger, weil diese Meditationstechnik die Aufmerksamkeit auf eine bestimmte Sache oder ein Objekt lenken soll und es so einfacher ist, in den meditativen Zustand zu kommen. Dies sorgt dafür, dass Sie mit Ihren Gedanken weniger oft abschweifen und/oder den Weg zur Aufmerksamkeit schneller wiederfinden können. Nehmen Sie für diese Meditation zunächst die Meditationshaltung Ihrer Wahl ein. Platzieren Sie dann ein Objekt vor sich, welches beispielsweise ein brennendes Räucherstäbchen, ein Bild, ein Buch oder auch eine Kerze sein kann. Sie können sich statt auf ein Objekt auch auf einen bestimmten Punkt im Raum konzentrieren und diesen mit Ihren Augen fixieren. Fahren Sie Ihren Atem herunter und atmen Sie tief in den Bauch ein. Konzentrieren Sie sich auf den Punkt oder das Objekt und versuchen Sie, an nichts anderes zu denken. Sie können auch die Augen schließen und sich das Objekt vor dem geistigen Auge vorstellen. Wenn Sie darauf achten, dass Ihre Gedanken nicht abschweifen oder Sie Ihren Fokus beim Abschweifen schnell wieder auf das Objekt richten, steigern Sie Ihre Konzentration. Diese Meditationstechnik eignet sich besonders vor Prüfungen und um generell die Aufmerksamkeitsspanne zu trainieren. Damit verbessert sich auf lange Sicht auch Ihre Leistungsfähigkeit und der Vagusnerv wird effektiv stimuliert.

Body Scan Meditation

Diese Technik gehört ebenso in den Bereich der Achtsamkeit und ist dem autogenen Training auch sehr ähnlich. Nehmen Sie hierfür eine bequeme Position ein oder legen sich idealerweise gemütlich hin. Bei Einschlafschwierigkeiten ist die Body Scan Meditation besonders zu empfehlen, weil Meditierende bei dieser Technik oft auch einfach einschlafen. Haben Sie also Schlafprobleme, versuchen Sie die Meditationstechnik abends schon im Bett anzuwenden und schauen einfach, was passiert. Schließen Sie die Augen und konzentrieren Sie sich als Erstes auf den rechten Fuß, wobei Sie die Aufmerksamkeit auch auf jeden einzelnen Zeh lenken. Wandern Sie mit Ihrer Aufmerksamkeit dann durch den gesamten Körper und rauf bis zu den Haaren. Wenn Sie in dieser Technik etwas routinierter sind, können Sie sie auch abwandeln und sich in Zukunft vorstellen, dass das Körperteil, auf das Sie sich gerade konzentrieren, warm wird oder sogar kribbelt. Auch ein Gefühl von Leichtigkeit oder Schwere ist zu empfehlen und verwischt so die Grenze zum autogenen Training fast vollständig.

Geführte Meditationen

Wenn Meditationen in Ihrer Nähe angeboten werden und es gibt ein Studio oder einen Kurs, können Sie geführte Meditationen auch sehr gerne ausprobieren. Hier geben Sie nämlich vollständig die Verantwortung ab, müssen sich keinerlei Gedanken um den Ablauf oder die Dauer der Meditation machen und können sich noch viel einfacher darauf konzentrieren, Ihre Gedanken nicht abschweifen zu lassen und sich nur im Hier und Jetzt zu befinden. Vielen Menschen fällt es so leichter, sich fallen zu lassen und die meditative Trance zu erreichen, die so einen hohen Erholungswert verspricht. Wenn Sie vor Ort keine geführten Meditationen wahrnehmen können, bieten sich auch Audio-CDs oder E-Books an, um sich durch eine Meditation leiten zu lassen. Dabei handelt es sich oft um eine Art Geschichte, mit Hilfe welcher Sie durch die Meditation geführt werden. Achten Sie aber darauf, dass Sie nicht mit einem Krimi oder Thriller versuchen zu meditieren, weil der Entspannungsfaktor quasi unmöglich zu erreichen ist.

Geh-Meditation

Diese Meditation ist besonders geeignet für Menschen, die sich gerne an der frischen Luft bewegen möchten oder gerne in der Natur aufhalten und bietet einen guten Ausgleich zu einem langen Arbeitstag am Schreibtisch oder zu einem Tag mit sehr wenig Bewegung. Diese Meditation vereint außerdem gleich mehrere Arten der Stimulation, die sich alle positiv auf den Vagusnerv auswirken können. Einerseits erhalten Sie den Entspannungsfaktor der Meditation. Dazu kommt aber auch die entspannte Bewegung, frische Luft und Sonne, die sich alle auf den parasympathischen Teil des Nervensystems auswirken und den sympathischen Teil ruhen lassen. Um diese Technik auszuführen, suchen Sie sich eine Route durch die Natur und konzentrieren sich auf Ihre Schritte. Versuchen Sie, jeden Millimeter Ihres Spaziergangs bewusst wahrzunehmen und auch zu spüren, wie die Füße sich heben und senken. Achten Sie darauf, wie sich Ihr Bein anwinkelt und wie sich der Untergrund anfühlt. Wenn Sie die Möglichkeit haben, kann die Geh-Meditation auch barfuß durchgeführt werden. So haben Sie noch besseren Kontakt zum Untergrund, ein verstärktes Gefühl Ihrer Fußsohle und werden durch den direkten Hautkontakt mit dem Erdmagnetfeld geerdet. Nehmen Sie, anders als bei anderen Meditationstechniken, hier auch die Geräusche wahr, die sich um Sie herum befinden. Nehmen Sie die Klänge wie

Vogelgezwitscher auf und hören Sie, wie der Wind durch Bäume und Gräser pfeift. Diese Meditation ist auch gut für die Mittagspause und gibt Ihnen die Möglichkeit, wieder Kraft zu tanken und den Arbeitsstress des Vormittags abzuschütteln.

Tantra

Tantra bringen viele Menschen oft sofort mit anzüglichen Gedanken und Erotik in Verbindung und kann diese Eigenschaften auch mit sich bringen. Beim Tantra ist es aber überhaupt nicht zwingend notwendig, diesen Bezug zu schaffen. Diese Meditationstechnik kommt auch ganz ohne weitere Assoziationen aus und kann gut genutzt werden, um das parasympathische Nervensystem anzusprechen. Diese Meditationstechnik bietet sich vor allem für Paare an und sollte entweder durch weitere Fachbücher oder professionelle Unterstützung angeleitet werden.

Enlightenment intensive Meditation

Diese Methode ist bereits 1968 entstanden und wurde von Charles Berner entwickelt. Diese Meditation wird in Gruppen oder als Therapie durchgeführt und dauert mehrere Tage. Während dieser Zeitspanne wechseln sich stille meditative Phasen mit Gesprächsphasen ab, in welchen es vorrangig um das Finden der eigenen Persönlichkeit geht. Man appelliert an sich selbst mit „Sag mir wer du bist" und versucht diese Frage so ehrlich und so offen wie möglich zu beantworten. Hierbei geht es nicht darum, sich selbst besonders gut darzustellen und die Wunschvorstellung von sich selbst zu verbalisieren. Vielmehr soll man tief in sich gehen und so ehrlich wie möglich wiedergeben, wer man wirklich ist und das möglichst detailreich tun. Auf diese Weise redet man sich selbst in einen Zustand, der einem womöglich viele Erkenntnisse über sich selbst beschert.

Das Potenzial des Vagusnervs richtig ausschöpfen (Ernährung)

Neben der geistigen und körperlichen Einstimmung und Aktivierung des Vagusnervs, steuert auch die Ernährung ihren Teil bei, damit der Körper mit genau den Nährstoffen versorgt wird, die er braucht und die das Nervensystem dauerhaft instandhalten. Der Körper braucht genügend Energie und Ressourcen, um die Stimulationen des zehnten Hirnnervs auch verarbeiten zu können und die gewünschten körperlichen und geistigen Reaktionen hervorzurufen. Ohne einen gestärkten Körper ist das nur bedingt möglich. Einerseits halten Sie Ihren Körper durch die richtige Ernährung am Leben und gesund und andererseits verschaffen Sie Ihrem Organismus die Möglichkeit, sein volles Potenzial auszuschöpfen.

ERNÄHRUNG FÜR DEN VAGUSNERV[106]

Es gibt zwei unterschiedliche Bereiche, die sich in Bezug auf den Vagusnerv in der Ernährung herausstellen lassen. Einmal kann man den Bereich betrachten, indem es darum geht, was Sie zu sich nehmen, also welche Inhalte Ihre Ernährung hat. Andererseits gibt es außerdem Spielraum, wenn es um die Art der Nahrungszufuhr geht.

Probiotische Ernährung

Im Verlaufe der Kapitel wurde bereits mehrmals angeschnitten, dass das Gehirn und der Darm sehr gut miteinander vernetzt sind und deshalb auch in engem Austausch miteinander stehen. Ein Part dieser guten Vernetzung ist der zehnte Hirnnerv, welcher aus dem Gehirn entspringt und sich im gesamten Bauchraum, auch am Darm, vernetzt. Der Vagusnerv ist unter anderem dafür

[106] Mayer, 2019, S. 83

zuständig, Reize aus dem Verdauungssystem zum Gehirn zu senden und umgekehrt Reize vom Gehirn in den Bauchraum weiterzuleiten.

Dementsprechend kann man herleiten, dass sich eine gute Darmflora positiv auf das Verdauungssystem auswirkt und demnach auch positive Signale an das Gehirn weitergeleitet werden. Eine gute Darmflora bewahren Sie einerseits durch eine ausgewogene Ernährung, die die wichtigen Nährstoffe abdeckt. Was die Darmflora aber wirklich maßgeblich positiv beeinflusst, ist die probiotische Ernährung.

Zu probiotischen Produkten zählen unter anderem fermentierte Nahrung, Joghurts, Kefir, Skyr, Kombucha oder Gerichte wie Sauerkrautpfanne oder Miso Suppe. Probiotische Nahrungsmittel balancieren die Darmflora in richtigem Maße aus, sodass sich auch der Vagusnerv wohlfühlt und der sympathische Teil des Nervensystems durch Verdauungsprobleme nicht in Aktion treten muss. Gleichzeitig wird das Immunsystem gestärkt, was vorbeugend gegen Krankheiten wirkt. Produkte wie Kimchi, saure Gurken sowie fermentiertes und eingelegtes Gemüse sind nicht nur lecker, sondern auch gesund und vor allem für jeden Geldbeutel verfügbar. Ideal ist es immer, wenn Sie probiotische Produkte selbst herstellen.

Da man natürlich nicht immer die Zeit oder Mühe investieren möchte, sind die Produkte aus dem Supermarkt trotzdem sehr gut zu verwenden. Weitere probiotische Lebensmittel sind viele Käsesorten wie Gouda, Parmesan oder Mozzarella. Ein guter Trick, um den Vagusnerv dauerhaft zu stimulieren und auf bestimmte Lebensmittel zu verzichten, weil Sie beispielsweise Veganer sind oder eine andere Ernährungsform verfolgen, die sich mit vielen probiotischen Produkten nicht verträgt, ist ein morgendlicher Drink mit einer Mischung aus Wasser, einem Esslöffel naturtrübem Apfelessig oder Kombucha Essig. Verwenden Sie lauwarmes Wasser für Ihren probiotischen Drink am Morgen. So vertragen Sie diesen besser auf nüchternen Magen und der Kreislauf wird durch das lauwarme Wasser in Schwung gebracht. Das probiotische Getränk ist gut für den Vagusnerv, stärkt mit seinen Vitaminen aber auch das Immunsystem und hält die Verdauung in Gang. Besonders für Vegetarier und Veganer ist Tempeh als probiotisches Lebensmittel interessant. Tempeh besteht ähnlich wie Tofu aus Sojabohnen, die aber vorher fermentiert wurden und das Endprodukt deshalb probiotisch werden lassen. Auch wenn Sie nicht auf Fleisch verzichten, ist Tempeh eine gelungene Alternative zu Fleisch, da die Textur einem Stück Fleisch noch mehr ähnelt als reiner Tofu und der neutrale Geschmack gut genutzt werden kann, um Tempeh nach Belieben zu würzen und zu marinieren.

So verleihen Sie Ihrem Stück Fleisch genau den Geschmack, den Sie gerne hätten und müssen nicht die Sorte mariniertes oder gewürztes Fleisch essen, die in der Kühltheke oder beim Metzger gerade noch übrig war. Nebenbei hat Tempeh Mineralstoffe wie Magnesium, Phosphor und Kalzium im Gepäck und liefert das nötige Eiweiß für den Erhalt Ihrer Muskulatur.

Kimchi haben Sie vielleicht noch nie probiert, es lohnt sich aber sehr, das kulinarische Experiment zu wagen. Kimchi wird entweder auf der Basis von Kohl, Chili oder Ingwer hergestellt und zusammen mit Sojasauce und Fischsauce fermentiert. Durch die Fermentierung mit verschiedenen Gewürzen gibt es ebenso viele Geschmacksrichtungen, die von mild bis zu ganz scharf reichen können.

Die gängigste Art, um Kimchi zu Hause selbst zu fermentieren, ist die Mischung von Chinakohl als Gemüsebasis mit Ingwer, Knoblauch, Frühlingszwiebel, Möhre, Nori Algen, Kohlrabi und Chili nach Bedarf. Es sollte alles in gleichgroße Stücke geschnitten werden und die Gewürze können Sie ganz nach Geschmack dosieren. Geben Sie alle Zutaten in eine Schüssel und geben so viel Wasser hinzu, dass das gesamte Gemüse mit Wasser bedeckt ist. Salzen Sie die Mischung nun. Achten Sie darauf, dass Sie nicht zu stark salzen. Verwenden Sie beim ersten eigenen Fermentier-Versuch zu Beginn lieber gefühlt zu wenig Salz als zu viel. Nachwürzen können Sie später immer noch. Lassen Sie das Gemüse mit dem Salz im Wasser dann für 4 Stunden auswässern. Danach können Sie das Gemüse abseihen, unter fließendem kaltem Wasser abwaschen und dann richtig gut durchkneten. Geben Sie dann noch ein Lorbeerblatt, Wacholderbeeren, Kardamom und Zitronengras hinzu. Geben Sie das Gemüse in Abfüllgläser mit einem Schraubverschluss und pressen Sie die Gemüsestücke richtig fest ins Glas. Lassen Sie noch ein wenig Platz, um den Rest mit Salzwasser aufzufüllen. Entscheidend ist, dass sich im Glas hinterher keine Luft befindet, weil das Kimchi sonst anfängt zu schimmeln.

Wenn Sie das Gemüse im Glas mit Salzwasser abgedeckt haben, können Sie den Deckel aufschrauben, aber nicht zu fest, weil die bei der Fermentierung entstehenden Gase entweichen können müssen. Lassen Sie das abgefüllte Gemüse dann für mindestens 4 Tage bei Zimmertemperatur fermentieren und probieren Sie ab dem vierten Tag, um festzustellen, wie weit Sie das Gemüse nach Geschmack fermentieren lassen möchten. Wenn Sie mit dem Fortschritt Ihrer Fermentierung zufrieden sind, können Sie das Glas endgültig zuschrauben und es in den Kühlschrank stellen. Gekühlt und auch angebrochen ist das selbstgemachte Kimchi für einige Wochen haltbar.

Omega 3 Fettsäuren

Omega 3 Fettsäuren sind für den Körper genauso wichtig wie probiotische Nahrung, weil diese Fettsäuren nicht vom Körper selbst hergestellt werden können und über die Nahrung zugeführt werden müssen. Omega 3 Fettsäuren finden Sie in fettem Fisch wie Aal oder Lachs, aber auch in Algenprodukten oder hochwertigen Ölen wie Kokosöl oder Hanföl. Wenn Sie diese Produkte nicht in Ihre Ernährung integrieren wollen, können Sie auch auf Fischölkapseln oder Lebertran zurückgreifen. Lebertran deckt sogar Omega 3, 6 und 9 ab.

Zink

Zink ist wie die probiotische Ernährung oder die Zufuhr von Omega 3 Fettsäuren wichtig für den Körper. Mit einem Bluttest beim Hausarzt lässt sich der Zinkgehalt im Körper schnell feststellen und die Ernährung auf den individuellen Bedarf abstimmen. Besonders gute Zinklieferanten sind Meeresfrüchte, Pilze, Kerne, Nüsse, Samen, Sprossen, Rindfleisch und grünes Gemüse. Zink ist besonders wichtig für das gesamte Nervensystem inklusive des Gehirns, weil der Nährstoff an vielen Reaktionen beteiligt ist und metaphorisch betrachtet wie Schmieröl wirkt. Ohne ausreichend Zink im Körper laufen Reaktionen über das Nervensystem nicht mehr reibungslos ab und auch der Vagusnerv ist in seiner Funktionalität gestört.

INTERVALLFASTEN[107]

Beim Intervallfasten geht es weniger darum, was man zu sich nimmt, sondern vor allem darum, wann und wie lang die Pausen zwischen den Mahlzeiten sind. Das intermittierende Fasten kann erwiesenermaßen viele gesundheitliche Probleme verbessern und stellt die Gewichtsabnahme nicht zwingend in den Fokus. Diese Ernährungsform macht die Mitochondrien in den Zellen fitter und verbessert die kognitiven Funktionen.

Parallel wird die Herzfrequenzvariabilität gesteigert. Zusammen mit der entsprechenden Bewegung kann der Vagusnerv so dauerhaft stimuliert und gestärkt werden. Beim Intervallfasten wird der Tag in Zeit zum Essen und Fastenzeit eingeteilt. Dabei haben Sie mit der beliebtesten Fastenvariante an 8 wachen und aufeinanderfolgenden Stunden des Tages die Möglichkeit zu essen. Die anderen 16 Stunden verbringen Sie ohne Nahrungsaufnahme und dürfen auch keine Getränke zu sich nehmen, die die Verdauung in irgendeiner Weise aktivieren. Kaffee ohne Milch, Wasser oder ungesüßter See sind also kein Problem.

[107] Mayer, 2019, S. 83

Selbstheilungskur: eine Orientierung

Dieses Kapitel vereint im Grunde alle essenziellen Techniken, Verhaltensweisen und Lebenseinstellungen so miteinander, dass Sie eine Vorlage haben, um Ihr Leben besser auf den Vagusnerv auszurichten. Die Selbstheilungskur ist dazu da, um Ihrem Körper einen Kickstart zu geben und Ihren Vagusnerv von 0 auf 100 % zu bringen.

Diese Kur fungiert aber auch als Orientierungsrahmen für ein dauerhaft gesünderes und glücklicheres Leben. In diesem Kapitel wird Ihnen die Orientierung für eine Selbstheilungskur an die Hand gegeben, damit Sie sich diese mit den zur Verfügung stehenden Bausteinen selbst zusammenbauen und ganz auf Ihren individuellen Alltag ausrichten können. Natürlich besteht auch die Möglichkeit, einfach einen Tagesplan für komplette 14 Tage zu erstellen, den Sie dann verfolgen sollen.

In der Theorie sind diese übersichtlichen Wochenpläne oder Challenges auch immer sehr schön und versprechen viel. Die Realität sieht jedoch oft ganz anders aus. Man kann die ersten paar Tage eventuell konsequent durchziehen und dann geht die Tagesplanung auch schon ganz schnell schief. Entweder hat man an dem einen Tag doch nicht genug Zeit, um all die Aufgaben zu erledigen, die einem eine Kur an die Hand gibt.

Es kann auch sein, dass sich spontane Änderungen im Tagesplan ergeben, die die Kur dann vollkommen über den Haufen werfen. So stauen sich immer mehr Tage, die nicht perfekt gelaufen sind und sorgen am Ende für einen Abbruch der Kur. Dass das Leben dazwischenkommt und Ihnen den so perfekt geplanten Tag durcheinanderbringt, ist etwas ganz Normales und wird hier mit einbezogen. Statt eines fertigen Plans, den Sie schon bald auf die Minute genau befolgen müssen, werden Ihnen verschiedene Bausteine dargereicht, die mit einer bestimmten Anzahl im Wochenplan vertreten sein sollten. Diese Bausteine können Sie sich aber so legen, wie es Ihnen am besten passt und Ihre

Wochentage auch bei Bedarf kurzfristig umgestalten. Ihrer Fantasie sind dabei keine Grenzen gesetzt. Außerdem lernen Sie so direkt, wie Sie die Verhaltensweisen, welche Sie später sowieso im besten Fall beibehalten sollen, nutzbringend in Ihren Alltag integrieren. Kuren sind meistens davon geprägt, dass diese über eine bestimmte kurze Zeitperiode einen Aspekt der Gesundheit ganz besonders fokussieren und nach der angesetzten Zeit einfach enden.

Oft lernt man in diesen Kuren auch, worauf man nach Abschluss achten muss, um das gesunde Verhalten beizubehalten, jedoch bleibt es meist bei der Theorie und das Leben geht nach der Kur genauso weiter wie vor der Kur. Die Nutzung von Bausteinen, die Sie selbst in Ihren Alltag integrieren können, soll genau diesen Jo-Jo-Effekt umgehen und Ihnen bereits in der Kur praktisch vermitteln, wie es ist, neue Verhaltensweisen in den Alltag zu integrieren und diese mit höherer Wahrscheinlichkeit beizubehalten. So gibt es einen fließenden Übergang zwischen Kur und Alltag und die Kur ist eher eine Vorbereitung auf eine nachhaltige Lebensumstellung als eine kurze Pause vom Leben, das letztendlich bleibt, wie es immer war.

Die Bausteine der Kur setzen sich aus den Komponenten zusammen, die im Laufe dieses Buches näher beleuchtet wurden und Sie sich zu diesem Zeitpunkt bereits erfolgreich aneignen konnten. Einerseits geht es um körperliche Übungen, die eigene Einstellung und auch die Ernährung, welche als Dreiergespann den Vagusnerv stimulieren und Ihr Nervensystem wieder in eine gesunde Balance bringen.

Die Selbstheilungskur ist auf einen Monat angesetzt, in welchem Sie Stück für Stück immer mehr Bausteine in Ihren Alltag integrieren und in der letzten Woche alle Komponenten so miteinander vereinen, dass Sie nahtlos in den Alltag übergehen können und sich in kleinen Schritten eine neue Routine aufgebaut haben. Ein inzwischen fast schon alter Bekannter ist das Tagebuch, welches sich durch alle Kapitel zieht und Ihnen sehr von Nutzen sein kann. Auch der erste Baustein bedient sich an diesem Tool als Begleiter für Ihre Reise. Ihre erste Handlung in der Selbstheilungskur sollte es sein, sich ein Notizbuch oder ein Tagebuch zu kaufen, welches bis auf Punkte oder Linien vollkommen leere Seiten hat.

Das Buch sollte Ihnen gefallen und eine Größe haben, die auch unterwegs praktisch in der Handhabung ist. In diesem Tagebuch sollen Sie für den ersten Baustein zu irgendeinem Zeitpunkt am Tag 3 Dinge eintragen, für die Sie heute dankbar sind. Diese Übung hilft dabei, sich ein positiveres Mindset zuzulegen und den Blick auf die Welt und auf Ihr eigenes Leben wieder mit einem optimistischeren Unterton wahrzunehmen. Baustein 2 beinhaltet eine Einheit Meditation oder wahlweise Yoga am Tag.

Diese Einheit soll mindestens 10 Minuten umfassen und muss zu Beginn Ihrer Reise auch nicht länger dauern. Wichtig ist, dass Sie sich besonders zu Beginn nicht zu sehr dazu zwingen, besonders lang zu meditieren oder Yoga zu machen, damit Sie sich nicht überfordern und die Kur dann womöglich abbrechen. Sie haben die Chance, Ihr Leben ganz nach Ihren eigenen Regeln zu gestalten und sich langsam zu bessern.

Für die Meditation oder Yoga können Sie sich der Techniken und Übungen bedienen, die Sie im entsprechenden Kapitel vorfinden. Der dritte Baustein beinhaltet eine Achtsamkeitsübung, welche sich über mindestens 5 Minuten erstreckt. Auch hierzu stehen Ihnen diverse Übungen im Rahmen des autogenen Trainings zu Verfügung. Der Baustein 4 beinhaltet Bewegung, die nichts mit Yoga zu tun hat und idealerweise an der frischen Luft stattfindet. Hier bietet sich besonders ein Spaziergang an, weil diese Bewegungsart für einen aktiven Abbau des Stresshormons Cortisol sorgt und den Vagusnerv stimuliert.

Gleichzeitig befinden Sie sich in der Natur und können frische Luft tanken. Der Baustein sieht vor, dass die Bewegung für mindestens 30 Minuten stattfindet. Dies bedeutet aber nicht, dass Sie die 30 Minuten in einem Stück machen müssen. Sie können auch beispielsweise in der Mittagspause eine Runde spazieren und die restliche Zeit direkt nach Feierabend nutzen, um vom Arbeitstag abzuschalten. Baustein 5 beinhaltet eine ausgewogene Mahlzeit am Tag. Mit ausgewogener Mahlzeit ist gemeint, dass Sie Ihren Teller gedanklich dritteln. Füllen Sie ein Drittel oder die Hälfte des Tellers mit dem Gemüse Ihrer Wahl, ein anderes Drittel mit stärkehaltigen Lebensmitteln wie Nudeln, Reis, Kartoffeln oder ähnliches und das letzte Drittel mit einer Eiweißquelle Ihrer Wahl wie Hühnchen, Fisch (besonders gut wegen Omega 3), Tempeh, Tofu, Kichererbsen oder ähnliches. Baustein 6 beinhaltet auch genau diese Aufteilung. Hier genehmigen Sie sich aber 2 ausgewogene Mahlzeiten am Tag.

Sie dürfen ruhig kreativ werden und das Drittel Gemüse auch durch einen Salatteller mit den entsprechenden Toppings austauschen, sich einen leckeren Auflauf oder eine Suppe zubereiten oder auch auf einen Wrap zurückgreifen. Solange das Verhältnis der Komponenten stimmt, sind Ihrem Gaumen keine Grenzen gesetzt. Diese Bausteine finden Sie in einer übersichtlichen Tabelle noch einmal mit kurzer Erläuterung.

Die Selbstheilungskur erstreckt sich über einen Zeitraum von 4 Wochen, wobei jede Woche eine gewisse Anzahl aller Bausteine vertreten ist, die Sie sich ganz nach Ihren Vorstellungen einplanen können. Idealerweise erstellen Sie sich schon am Wochenende für die darauffolgende Woche einen groben Wochenplan und haben somit bereits einen Handlungsrahmen. Falls sich in der Woche kurzfristige Terminkollisionen ergeben, können Sie den betroffenen Baustein spontan auf einen anderen Zeitpunkt verschieben, machen sich aber nicht mehr die große Arbeit, den gesamten Plan noch einmal umzustricken.

Ein gut gemeinter Ratschlag an dieser Stelle ist, einen Baustein, der verschoben werden muss, im Laufe des Tages zu einem anderen Zeitpunkt einzuplanen, anstatt diesen auf einen anderen Tag zu legen. Dieser Ratschlag ist kein Muss, bewahrt Sie aber davor, dass Sie alle Bausteine auf wenige Tage verschieben und dann an dem Tag nicht mehr wissen, wohin mit all den übrigen Bausteinen. Dies löst Stress aus und bringt Ihnen für den Vagusnerv nur sehr wenig.

Außerdem ist der Sinn dieser Selbstheilungskur auch, eine gewisse Routine und Regelmäßigkeit in die Übungen und Verhaltensweisen zu bringen, damit sich diese als Gewohnheiten etablieren können und Sie nach Ende der Kur im Idealfall genauso weitermachen wie in der letzten Kurwoche. Für einen guten Überblick über die Wochenverläufe finden Sie im Anschluss an diesen Text ebenfalls eine Tabelle mit einer Übersicht der jeweiligen Wochen und der dazugehörigen Bausteine, die Sie mit einer bestimmten Anzahl in der Woche verplanen sollten.

Die Selbstheilungskur ist extra so aufgebaut, dass Sie in der ersten Woche mit wenig Bausteinen langsam starten, ein Gefühl für Ihre eigene Planung bekommen und sich in die neuen Übungen und Verhaltensweisen einfinden. Mit dieser Basis steigern Sie sich langsam und beenden die Selbstheilungskur in Woche 4 dann mit einem neuen Gefühl für Ihren Körper, Ihre Seele und Ihren Geist. Auch die Verbesserungen durch die Stimulation des Vagusnervs werden Sie dann deutlich spüren können.

Übersicht: Bausteine

Baustein 1	Tagebucheintrag: 3 Dinge, für die ich heute dankbar bin.
Baustein 2	1 Einheit Yoga oder Meditation für min. 10 Minuten
Baustein 3	1 Achtsamkeitsübung für min. 5 Minuten
Baustein 4	Bewegung zu Hause oder an der frischen Luft für min. 30 Minuten
Baustein 5	1 ausgewogene Mahlzeit am Tag: 1/3 Gemüse, 1/3 Stärkehaltiges, 1/3 Eiweiß
Baustein 6	2 ausgewogene Mahlzeiten am Tag: 1/3 Gemüse, 1/3 Stärkehaltiges, 1/3 Eiweiß

Verlaufsplan Selbstheilungskur	
Woche 1	3x Baustein 1
	3x Baustein 2
	2x Baustein 3
	2x Baustein 4
	7x Baustein 5
Woche 2	5x Baustein 1
	4x Baustein 2
	4x Baustein 3
	3x Baustein 4
	4x Baustein 5
	3x Baustein 6
Woche 3	4x Baustein 1
	5x Baustein 2
	4x Baustein 3
	4x Baustein 4
	3x Baustein 5
	4x Baustein 6
Woche 4	5x Baustein 1
	7x Baustein 2
	5x Baustein 3
	4x Baustein 4
	2x Baustein 5
	5x Baustein 6

Nutzen Sie Ihr Wissen

Nun haben Sie es geschafft! Sie sind am Ende dieses Fachbuches angelangt und haben sehr viel mehr über Ihren Körper, Ihren Geist und Ihre Seele lernen können. Eingestiegen in die Thematik sind Sie mit einem Ausflug in die Anatomie. Hier haben Sie mehr darüber gelernt, wie das menschliche Nervensystem aufgebaut ist, wie der Vagusnerv im Körper verläuft und warum gerade dieser Nerv so eine große Einflusskraft hat.

Diese theoretische Einführung bildete die Grundlage für alle weiteren Informationen, die noch auf Sie zukamen. Dank des anatomischen Einstiegs konnten Sie die Reaktionen des Körpers auf den Vagusnerv besser verstehen und sich dann näher mit den Krankheitsbildern beschäftigen, die durch den Vagusnerv beeinflusst werden können. Hier haben Sie eine Reihe von Erkrankungen kennengelernt, die erwiesenermaßen auf die Stimulation des Vagusnervs reagieren und aus diesem Grund auch positiv beeinflusst werden konnten. Egal, ob die Symptome einer Erkrankung gelindert werden sollen oder man Krankheitsbildern durch die Vagusnervstimulation sogar präventiv entgegenwirken will, der zehnte Hirnnerv hat so einiges in petto.

Mit dem Wissen um das Potenzial dieses Nervs sind Sie dann in den praktischen Teil übergegangen und haben herausfinden können, wie Sie dieses Potenzial in Bezug auf Ihren Körper und Geist ideal nutzen. Von Meditation über Ernährung bis hin zur richtigen gedanklichen Einstellung haben Sie erfahren können, was der Vagusnerv am liebsten mag.

Nebenbei informierten Sie sich auch direkt in Bezug auf einen gesunden Lebensstil im Allgemeinen und konnten Ihren Fokus dementsprechend neu ausrichten. Damit Sie direkt eine Vorstellung haben, bietet dieses Buch Ihnen eine Auswahl an Übungen für Yoga, Meditation, die richtige Atmung und autogenes Training und erlaubt so den praktischen Einstieg in Ihrem Alltag. Damit Sie sich von den Seiten losreißen und das neu Erlernte in der Realität umsetzen können, bekommen Sie eine Selbstheilungskur an die Hand, die alle wichtigen

Aspekte der Vagusnervstimulation und die essenziellen Aussagen der vorherigen Kapitel zusammenfasst und für Sie nutzbringend in direkt ausführbare Handlungsabläufe übersetzt.

Dabei erhalten Sie ebenso eine übersichtliche Tabelle, in der Sie den Wochenverlauf der Kur mit einem Blick erfassen können. Diese Kur ist außerdem nicht an das typische Modell angelegt, welches Sie durch eine nicht enden wollende Reihe an Maßnahmen scheucht. Stattdessen fangen Sie in der ersten Woche langsam an, finden sich ein und steigern sich über den Verlauf der 4 Wochen stetig.

Das Ziel dieser Kur ist, Ihnen einen Kickstart in ein gesünderes Leben zu ermöglichen, der aber nahtlos wieder in den Alltag übergeht. So vermeiden Sie den typischen Jo-Jo-Effekt einer Kur und rutschen nach Kurende nicht direkt in Ihre alten Gewohnheiten, sondern haben die neuen Gewohnheiten so gefestigt und individuell auf Sie zugeschnitten, dass Sie das Kurende nicht großartig bemerken werden und sich zum Start in den Alltag eine neue Lebensweise angeeignet haben. Wenn Sie doch mal aus dem Muster fallen, eignet sich die Kur auch gut zur Wiederholung, um schonend und in Ihrer Geschwindigkeit wieder auf die richtige Bahn zu kommen.

Alles, was Sie jetzt noch tun müssen, ist sich ein Herz zu fassen und Ihre Gesundheit selbst in die Hand zu nehmen. Das nötige Handwerkszeug, nämlich den eigenen Körper und das neu gewonnene Wissen, haben Sie bereits. Also viel Spaß beim Ausprobieren und alles Gute!

Das Lexikon der Fachbegriffe

Afferente Fasern[108]
Nervenfasern, die aufgenommene Erregungen von den Nervenzellen der Reizaufnahme zu den Nervenzellen des Zentralnervensystems leiten. Beispielsweise werden die Tastreize von den Fingerspitzen über das Rückenmark bis hin zum Gehirn geleitet.

Arteria carotis communis[109]
Arterie, die Kopf und Hals mit Blut versorgt, also umgangssprachlich auch die Halsschlagader. Neben der Blutversorgung kann an der Halsschlagader auch der Blutdruck gemessen werden.

Autonomes Nervensystem[110]
Der Teil des Nervensystems, welcher unbewusst gesteuert wird, also nicht der willkürlichen Kontrolle unterliegt. Dieser Teil verhält sich also autonom.

Buddhismus[111]
Eine der 5 großen Weltreligionen mit ungefähr 450 Millionen Anhängern. Die zentralen Lehren des Buddhismus sind auch gleichzeitig die vier edlen Wahrheiten der Religion. Das Ziel der buddhistischen Praxis ist die Befreiung von Leid zu erreichen, indem man den achtfachen Pfad beschreitet.

[108] Afferent: in: Kompaktlexikon der Biologie, o. D., https://www.spektrum.de/lexikon/biologie-kompakt/afferent/263 (abgerufen am 11.05.2021).
[109] Hircin, Emrah/Frank Antwerpes/O. Michel/Emrah Hircin: Arteria carotis communis, in: DocCheck Flexikon, o. D., https://flexikon.doccheck.com/de/Arteria_carotis_communis (abgerufen am 11.05.2021b).
[110] Antwerpes, Frank/Sebastian Terner: Autonomes Nervensystem, in: DocCheck Flexikon, o. D., https://flexikon.doccheck.com/de/Autonomes_Nervensystem (abgerufen am 11.05.2021).
[111] Buddhismus - Lexikon der Religionen: in: religion.ORF.at, o. D., https://religion.orf.at/v3/lexikon/stories/2595286/ (abgerufen am 11.05.2021).

Canaliculus mastoideus[112]
Fester, sehr kleiner Knochenkanal, durch den unter anderem auch der Vagusnerv durchläuft.

CBD[113]
CBD ist die Abkürzung für Cannabidiol, was der zweitbekannteste Wirkstoff der Hanfpflanze ist. CBD ist im Vergleich zu THC nicht psychoaktiv, hat also keine berauschende Wirkung, aber bringt trotzdem entspannende Eigenschaften mit sich.

Cholinerge Neuronen[114]
Bestimmte Nervenzellen, die Acetylcholin produzieren, welches dann als Neurotransmitter genutzt werden kann und dann in Vesikeln abgespeichert wird.

Dysbiose[115]
Eine Dysbiose beschreibt, dass die natürliche Darmflora, welche aus wichtigen Bakterien besteht, nicht mehr in den richtigen Proportionen zueinander vorherrscht. Der Bakterienhaushalt ist in ein Ungleichgewicht geraten.

Elektrokonvulsionstherapie[116]
Therapieverfahren, welches einen generalisierten zerebralen Krampf unter kontrollierten Bedingungen auslöst.

[112] DocCheck Medical Services GmbH: Canaliculus mastoideus, in: DocCheck Flexikon, o. D., https://flexikon.doccheck.com/de/Canaliculus_mastoideus (abgerufen am 11.05.2021b).
[113] Gesundheitswissen, Redaktionsteam: Cannabidiol (CBD): Definition, Wirkung & Anwendung, in: Gesundheitswissen, 22.04.2021, https://www.gesundheitswissen.de/heilpflanzen/heilpflanzen-seelisches-wohlbefinden/cannabidiol-cbd-definition-wirkung-anwendung/ (abgerufen am 11.05.2021).
[114] Cholinerge Nervenzellen: in: Lexikon der Neurowissenschaft, o. D., https://www.spektrum.de/lexikon/neurowissenschaft/cholinerge-nervenzellen/2112 (abgerufen am 11.05.2021).
[115] Dysbiose: Definition und Symptome: in: taramax, 23.12.2017, https://www.taramax.de/krankheiten/krankheiten-von-a-z/d/dysbiose/definition-und-symptome/ (abgerufen am 11.05.2021).
[116] Elektrokrampftherapie / Elektrokonvulsionstherapie / EKT: in: medizin-wissen-online, o. D., https://www.medizin-wissen-online.de/index.php/psychiatrie-menue/335-elektrokrampftherapie-ekt (abgerufen am 11.05.2021).

Fissura petrotympanica[117]
2 - 3 mm langer und sehr schmaler Schlitz in einer von Knorpel überzogener Vertiefung des Schläfenbeins.

Foramen jugulare[118]
Ein Loch für die Vene im Jochbein.

Ganglion inferius[119]
Ein Ganglion ist eine Ansammlung von Nervenzellkörpern, die dann eine Verdickung des Nervenstrangs entwickeln. Das Ganglion inferius ist also eine Verdickung des Nervenstrangs aus dem Vagusnerv und dem Nervus glossopharyngeus außerhalb des Schädels. Die Nervenverdickung befindet sich genauer gesagt unterhalb der Austrittstelle durch das Foramen jugulare.

Ganglion superius[120]
Hierbei handelt es sich um eine Verdickung des Nervenstrangs gerade außerhalb oder noch innerhalb der Schädelkapsel.

Ganglion cervicale superius[121]
Nervenzellansammlung also Verdickung des Nervenstrangs in der oberen Halsregion. Die Nervenverdickung betrifft die Nerven, die den Kopf mit sympathischen Nervenfasern versorgt.

---

[117] Antwerpes, Frank/Marvin Droste/Stud.med.dent. Sascha Alexander Bröse: Fissura petrotympanica, in: DocCheck Flexikon, o. D., https://flexikon.doccheck.com/de/Fissura_petrotympanica?utm_source=www.doccheck.flexikon&utm_medium=web&utm_campaign=DC%2BSearch (abgerufen am 11.05.2021h).

[118] Habben, Marie/Frank Antwerpes/Markus Ternes/Hans-Ulrich Sarnighausen: Foramen jugulare, in: DocCheck Flexikon, o. D., https://flexikon.doccheck.com/de/Foramen_jugulare (abgerufen am 21.04.2021).

[119] Antwerpes, Frank/Max Bra/Aaron Weiß: Ganglion inferius, in: DocCheck Flexikon, o. D., https://flexikon.doccheck.com/de/Ganglion_inferius (abgerufen am 21.04.2021c).

[120] Antwerpes, Frank/Stud.med.dent. Sascha Alexander Bröse: Ganglion superius, in: DocCheck Flexikon, o. D., https://flexikon.doccheck.com/de/Ganglion_superius (abgerufen am 21.04.2021b).

[121] Antwerpes, Frank/Stud.med.dent. Sascha Alexander Bröse: Ganglion cervicale superius, in: DocCheck Flexikon, o. D., https://flexikon.doccheck.com/de/Ganglion_cervicale_superius (abgerufen am 21.04.2021a).

Hangry
Hangry ist eine Kombination aus den beiden englischen Wörtern „angry" und „hungry" und beschreibt den Zustand, in dem man so hungrig ist, dass man aggressiv wird, schlechte Laune bekommt oder grundsätzlich eine kürzere Zündschnur hat.

Herzfrequenzvariabilitätsanalyse[122]
Dieser Begriff betitelt ein System, mit welchem man die Funktionalität des autonomen Nervensystems beurteilen kann. Dabei beschreibt die Herzfrequenzvariabilität den sich ständig verändernden Rhythmus Ihrer Herzschlagfrequenz.

Hiatus oesophagus[123]
Ein Hiatus ist der medizinische Begriff für eine Spalte oder schmale Öffnung, durch die ein Gefäß oder eine andere Art von Leitungsbahn, beispielsweise ein Nervenstrang, führen kann. Der Hiatus oesophagus ist speziell die Öffnung im Zwerchfell, durch die der Ösophagus zusammen mit den beiden Vagusnerven durchtritt und in den Bauchraum verläuft.

Hinduismus[124]
Der Hinduismus hat ungefähr eine Milliarde Anhänger und ist damit die drittgrößte Weltreligion. Der Hinduismus ist eher der Oberbegriff für eine große Zahl von verschiedenen hinduistischen Glaubenswegen, die aber grob in die Hauptströmungen Shivaismus, Vishnuismus und Schaktismus eingeteilt werden können. Die unterschiedlichen Glaubenswege unterscheiden sich zwar in ihren Philosophien und Bräuchen, haben aber alle den Bezug auf die ältesten Texte (die Veden) gemeinsam. Ein gemeinsamer kultureller Hintergrund ist das Gesellschaftsmodell des Kastenwesens.

[122] Herzfrequenzvariabilitätsanalyse: Definition: in: taramax, 06.11.2017, https://www.taramax.de/gesund-werden/diagnostikmethoden-von-a-z/h/herzfrequenzvariabilitaetsanalyse/definition/ (abgerufen am 11.05.2021).

[123] Nicolay, Nils/Frank Antwerpes/Felix Maximilian Blümel/Nils Nicolay: Hiatus oesophageus, in: DocCheck Flexikon, o. D., https://flexikon.doccheck.com/de/Hiatus_oesophageus (abgerufen am 21.04.2021).

[124] Hinduismus - Lexikon der Religionen: in: religion.ORF.at, o. D., https://religion.orf.at/v3/lexikon/stories/2566499/ (abgerufen am 11.05.2021).

Hypothalamus[125]
Lebenswichtiger Teil des Zwischenhirns, welcher als oberstes Regulationszentrum für die gesamten vegetativen und endokrinen Vorgänge fungiert. Dazu gehört unter anderem die Steuerung der Atmung, Körpertemperatur, Kreislauf, Flüssigkeits- und Nahrungsaufnahme sowie Sexualverhalten.

Limbisches System[126]
Ein sehr alter Teil des Gehirns, der aus mehreren Strukturen besteht und Leistungen erzeugt, die an keinem anderen Ort des Gehirns erzeugt werden können. Dazu gehören die Steuerung der Funktion von Lernen, Antrieb, Gedächtnis, vegetative Regulation der Verdauung, Nahrungsaufnahme und Fortpflanzung sowie von Emotionen.

Mediastinum[127]
Das Mediastinum ist ein Raum, welcher sich genau mittig in der Brusthöhle befindet und wird vom Sternum sowie von der Wirbelsäule begrenzt.

Mitochondrien[128]
Ein Mitochondrium ist eines der Zellorganellen in einer Zelle, welches von einer Doppelmembran umschlossen wird und den eukaryotischen Zellen zur Energiegewinnung dient. Aus diesem Grund betitelt man das Mitochondrium auch als Kraftwerk der Zelle.

Musculus cricothyroideus[129]

125 Koenitz, A./Frank Antwerpes/Maxx Schuster/Stud.med.dent. Sascha Alexander Bröse: Hypothalamus, in: DocCheck Flexikon, o. D., https://flexikon.doccheck.com/de/Hypothalamus (abgerufen am 11.05.2021).

126 Högemann, Astrid/Matthias Schmidt/Frank Antwerpes/Stud.med.dent. Sascha Alexander Bröse: Limbisches System, in: DocCheck Flexikon, o. D., https://flexikon.doccheck.com/de/Limbisches_System (abgerufen am 21.04.2021b).

127 Hircin, Emrah/Frank Antwerpes/Claudia Bader/Stud.med.dent. Sascha Alexander Bröse: Mediastinum, in: DocCheck Flexikon, o. D., https://flexikon.doccheck.com/de/Mediastinum (abgerufen am 11.05.2021a).

128 Antwerpes, Frank/Maxx Schuster/Rer. Nat. Hue-Tran Hornig-Do: Mitochondrium, in: DocCheck Flexikon, o. D., https://flexikon.doccheck.com/de/Mitochondrium (abgerufen am 11.05.2021j).

129 Antwerpes, Frank/Fridolin Bachinger/Pascal Meyer-Sautter: Musculus cricothyroideus, in: DocCheck Flexikon, o. D., https://flexikon.doccheck.com/de/Musculus_cricothyroideus (abgerufen am 11.05.2021c).

Dieser Muskel ist Teil der Kehlkopfmuskulatur.

Nervus accessorius[130]
Dieser Nerv ist der elfte Hirnnerv.

Nervus Depressor[131]
Ein Depressor-Nerv ist ein Nerv, dessen Aktivität dazu tendiert, körperliche Abläufe und Prozesse, die mit diesem Nerv verbunden sind, herunterzufahren oder zu verlangsamen.

Nervus glossopharyngeus[132]
Dieser Nerv ist der neunte Hirnnerv.

noradrenerges System[133]
Das noradrenerge System erhält seinen Namen durch die Tatsache, dass es auf den Neurotransmitter Noradrenalin reagiert und durch diesen reguliert wird.

Nucleus spinalis nervi trigemini[134]
Dieses lange Fachwort beschreibt einen langen somatosensiblen Hirnnervenkern.

Nucleus tractus solitarii[135]

[130] Hircin, Emrah/Melanie Maria Theresa Brüßeler/Davide Rosolen/Frank Antwerpes: Nervus accessorius, in: DocCheck Flexikon, o. D., https://flexikon.doccheck.com/de/Nervus_accessorius (abgerufen am 21.04.2021d).
[131] Depressor nerve: in: TheFreeDictionary.com, o. D., https://www.thefreedictionary.com/depressor+nerve (abgerufen am 11.05.2021).
[132] Högemann, Astrid/Frank Antwerpes/Med. Martin Wedig: Nervus glossopharyngeus, in: DocCheck Flexikon, o. D., https://flexikon.doccheck.com/de/Nervus_glossopharyngeus (abgerufen am 21.04.2021a).
[133] Nicolay, Nils: Noradrenerg, in: DocCheck Flexikon, o. D., https://flexikon.doccheck.com/de/Noradrenerg (abgerufen am 11.05.2021).
[134] Fink, Bijan/Frank Antwerpes/T Beutel: Nucleus spinalis nervi trigemini, in: DocCheck Flexikon, o. D., https://flexikon.doccheck.com/de/Nucleus_spinalis_nervi_trigemini (abgerufen am 11.05.2021).
[135] Antwerpes, Frank/Anton-Martin Christof/Stud.med.dent. Sascha Alexander Bröse: Nucleus tractus solitarii, in: DocCheck Flexikon, o. D., https://flexikon.doccheck.com/de/Nucleus_tractus_solitarii (abgerufen am 21.04.2021g).

Dieser Nucleus ist ein weiterer Hirnnervenkern in der Rautengrube des Hirnstammes.

Parasymapthikus[136]
Der Parasympathikus ist Teil des vegetativen Nervensystems und der Gegenspieler zum Sympathikus. Der Parasympathikus initiiert vor allem Körperfunktionen, die den Aufbau der Energiereserven und die Regeneration des Organismus vorantreiben.

Plexus pulmonalis[137]
Hierbei handelt es sich um ein Nervengeflecht, das für die funktionelle vegetative Versorgung des Hauptbronchus sowie der folgenden Abschnitte des Bronchialbaumes zuständig ist.

proinflammatorische Proteine[138]
Proinflammatorische Proteine sind entzündungsfördernde Proteine im Körper.

Rami pericardiaci[139]
Dieser Fachbegriff betitelt kleine Gefäßäste der Thorax-Aorta, die auch die Hinterseite des Herzbeutels versorgen.

Sensorisch[140]
Diese Beschreibung bezieht sich auf die Wahrnehmung der Sinnesorgane und umschreibt damit auch die Sinneseindrücke, also sehen, hören, riechen, schmecken, tasten und Gleichgewichtssinn.

---

136 Westphalen, Georg Graf/Maxx Schuster/Frank Antwerpes/Felix Schierholz: Parasympathikus, in: DocCheck Flexikon, o. D., https://flexikon.doccheck.com/de/Parasympathikus (abgerufen am 11.05.2021).

137 Antwerpes, Frank/Bettina Beutler: Plexus pulmonalis, in: DocCheck Flexikon, o. D., https://flexikon.doccheck.com/de/Plexus_pulmonalis (abgerufen am 21.04.2021).

138 Messner, Patrick/Dipl.-Biol. Timo Freyer: Proinflammatorisch, in: DocCheck Flexikon, o. D., https://flexikon.doccheck.com/de/Proinflammatorisch (abgerufen am 11.05.2021).

139 DocCheck Medical Services GmbH: Rami pericardiaci aortae, in: DocCheck Flexikon, o. D., https://flexikon.doccheck.com/de/Rami_pericardiaci_aortae (abgerufen am 21.04.2021c).

140 Antwerpes, Frank: Sensorisch, in: DocCheck Flexikon, o. D., https://flexikon.doccheck.com/de/Sensorisch (abgerufen am 20.04.2021a).

serotonerges System[141]
Ein serotonerges System reagiert auf den Neurotransmitter Serotonin.

Sinus occipitalis[142]
Hinterhauptblutleiter, also venöser Blutleiter des Gehirns, welcher sich an der hinteren Schädelbasis befindet und zwischen den Kleinhirnhemisphären verläuft.

Sinus transversus[143]
Ebenso ein venöser Blutleiter des Gehirns, welcher beidseits der Begrenzung der hinteren Schädelgrube zu finden ist.

Somatomotorisch[144]
Der Begriff umfasst alle Bewegungen der willkürlichen Muskulatur. Hiermit ist die Skelettmuskulatur gemeint, welche bewusst durch Nervenfasern oder Anteile von Nerven gesteuert wird und für all unsere Bewegungsabläufe zuständig ist.

Somatosensibel[145]
Fachbegriff für empfindungsfähige, also sensible und bewusste Körperempfindungen.

Sympathikus[146]

[141] Köhler, Thomas: Serotonin, serotonerges System – Dorsch - Lexikon der Psychologie, in: dorsch.hogrefe, 2020, https://dorsch.hogrefe.com/stichwort/serotonin-serotonerges-system (abgerufen am 11.05.2021).

[142] CSE Kraus und Straubinger, Klausenstr. 29, 84489 Burghausen, www.cse-online.de: Sinus occipitalis | | Med-koM, in: medizin-kompakt, o. D., https://www.medizin-kompakt.de/sinus-occipitalis (abgerufen am 21.04.2021).

[143] Prinz, Dominic/Frank Antwerpes/Dominic Prinz: Sinus transversus, in: DocCheck Flexikon, o. D., https://flexikon.doccheck.com/de/Sinus_transversus (abgerufen am 11.05.2021).

[144] Antwerpes, Frank/Frank Antwerpes/Bijan Fink/Jannik Blaschke: Somatomotorisch, in: DocCheck Flexikon, o. D., https://flexikon.doccheck.com/de/Somatomotorisch (abgerufen am 20.04.2021a).

[145] Antwerpes, Frank/Frank Antwerpes/Bijan Fink/Jannik Blaschke: Somatosensibel, in: DocCheck Flexikon, o. D., https://flexikon.doccheck.com/de/Somatosensibel (abgerufen am 20.04.2021b).

[146] Nicolay, Nils/Frank Antwerpes/Anton Schlichte/Leonie Elisabeth Meier: Sympathikus, in: DocCheck Flexikon, o. D., https://flexikon.doccheck.com/de/Sympathikus (abgerufen am 11.05.2021b).

So wie der Parasympathikus Teil des vegetativen Nervensystems und dementsprechend auch umgekehrt der Gegenspieler des Parasympathikus. Der Sympathikus initiiert Körperfunktionen, die den Körper in eine höhere Leistungsbereitschaft versetzen und den Abbau von Energiereserven einleiten.

Taoismus[147]
Ist einerseits eine Philosophie, aber andererseits auch eine Religion chinesischen Ursprungs, welche sich nicht eindeutig definieren lässt aber der Lehre vom Tao (der Weg) folgt. Im Taoismus glaubt man an ein unveränderliches Ordnungsprinzip, welches vom Universum erschaffen wurde, der Urgrund des Seins ist und dem eine alles durchdringende und absolute Kraft (Chi) innewohnt.

Thoraxapertur[148]
Obere und untere Öffnung des Brustkorbs.

Tonus[149]
Spannungszustand einer Körperstruktur, vorrangig der Muskulatur.

Truncus vagalis anterior[150]
Nervenast des Vagusnervs, welcher sich vor dem Ösophagus befindet und aus den Fasern des Plexus oesophagus geformt wird.

[147] Taoismus: in: Lexikon der Psychologie, o. D., https://www.spektrum.de/lexikon/psychologie/taoismus/15294 (abgerufen am 11.05.2021).
[148] Antwerpes, Frank/Federico Heinz/Karin Auschner: Thoraxapertur, in: DocCheck Flexikon, o. D., https://flexikon.doccheck.com/de/Thoraxapertur (abgerufen am 21.04.2021j).
[149] Antwerpes, Frank: Tonus, in: DocCheck Flexikon, o. D., https://flexikon.doccheck.com/de/Tonus (abgerufen am 20.04.2021b).
[150] Antwerpes, Frank/Stud.med.dent. Sascha Alexander Bröse: Truncus vagalis anterior, in: DocCheck Flexikon, o. D., https://flexikon.doccheck.com/de/Truncus_vagalis_anterior (abgerufen am 21.04.2021c).

Truncus vagalis posterior[151]
Nervenast des Vagusnervs, welcher hinter dem Ösophagus liegt und ebenso aus den Fasern des Plexus oesophagus geformt wird.

Tumornekrosefaktoren[152]
Signalstoff des Immunsystems mit einer Multifunktionalität, der auch an Entzündungsprozessen beteiligt ist.

vegetativen Erscheinungen[153]
vegetative Erscheinungen sind die Reaktionen des Körpers, die auf der Aktivität des vegetativen Nervensystems beruhen. Vegetative Erscheinungen sind beispielsweise das bestimmte Aussehen der Haut, die Steuerung von Schweiß, die Weite der Pupille und die Klarheit der Augen oder auch die hormonelle Konstitution.

Vena jugularis interna[154]
Vene im Kopf-Hals-Bereich, die durch den hinteren Abschnitt des Foramen jugulare aus der Schädelhöhle zusammen mit dem Vagusnerv austritt.

Zytokine[155]
Heterogene Gruppe von regulatorischen Proteinen. Diese steuern die Signalübertragung zwischen Zellen und werden unter anderem gebildet aus Fibroblasten, natürlichen Killerzellen, T-Lymphozyten, B-Lymphozyten und Makrophagen.

[151] Antwerpes, Frank/Frank Antwerpes/Med. Mikolaj Walensi: Truncus vagalis posterior, in: DocCheck Flexikon, o. D., https://flexikon.doccheck.com/de/Truncus_vagalis_posterior (abgerufen am 11.05.2021c).
[152] Westphalen, Georg Graf/Frank Antwerpes/Manuel Davari Dolat-Abadi/Med. Norbert Ostendorf: Tumornekrosefaktor, in: DocCheck Flexikon, o. D., https://flexikon.doccheck.com/de/Tumornekrosefaktor (abgerufen am 11.05.2021a).
[153] Wunder vegetatives Nervensystem: in: Sein.de, 01.07.2005, https://www.sein.de/wunder-vegetatives-nervensystem/ (abgerufen am 11.05.2021).
[154] Antwerpes, Frank/Vitali Bubb/Emrah Hircin: Vena jugularis interna, in: DocCheck Flexikon, o. D., https://flexikon.doccheck.com/de/Vena_jugularis_interna (abgerufen am 21.04.2021f).
[155] Abels, Benjamin/Frank Antwerpes/Florian Springer/Cand. Med. Jlian Krimpen: Zytokine, in: DocCheck Flexikon, o. D., https://flexikon.doccheck.com/de/Zytokine (abgerufen am 11.05.2021).

Literaturverzeichnis

Abels, Benjamin/Frank Antwerpes/Florian Springer/Cand. Med. Jlian Krimpen: Zytokine, in: DocCheck Flexikon, o. D., https://flexikon.doccheck.com/de/Zytokine (abgerufen am 11.05.2021).

Afferent: in: Kompaktlexikon der Biologie, o. D., https://www.spektrum.de/lexikon/biologie-kompakt/afferent/263 (abgerufen am 11.05.2021).

Afferente Fasern: in: learnattack, o. D., https://learnattack.de/schuelerlexikon/biologie/afferente-fasern (abgerufen am 21.04.2021).

Alles Wissenswerte zur Alzheimer-Krankheit: in: Alzheimer Forschung Initiative e.V. (AFI), o. D., https://www.alzheimer-forschung.de/alzheimer (abgerufen am 12.05.2021).

Angststörung: Ihre Ursachen und Entstehung: in: therapie.de, o. D., https://www.therapie.de/psyche/info/index/diagnose/angst/ursachen/ (abgerufen am 12.05.2021).

Antwerpes, Frank: Sensorisch, in: DocCheck Flexikon, o. D., https://flexikon.doccheck.com/de/Sensorisch (abgerufen am 20.04.2021a).

Antwerpes, Frank: Tonus, in: DocCheck Flexikon, o. D., https://flexikon.doccheck.com/de/Tonus (abgerufen am 20.04.2021b).

Antwerpes, Frank/Frank Antwerpes/Bijan Fink/Jannik Blaschke: Somatomotorisch, in: DocCheck Flexikon, o. D., https://flexikon.doccheck.com/de/Somatomotorisch (abgerufen am 20.04.2021a).

Antwerpes, Frank/Frank Antwerpes/Bijan Fink/Jannik Blaschke: Somatosensibel, in: DocCheck Flexikon, o. D., https://flexikon.doccheck.com/de/Somatosensibel (abgerufen am 20.04.2021b).

Antwerpes, Frank/Frank Antwerpes/Med. Mikolaj Walensi: Truncus vagalis posterior, in: DocCheck Flexikon, o. D., https://flexikon.doccheck.com/de/Truncus_vagalis_posterior (abgerufen am 11.05.2021c).

Antwerpes, Frank/Fridolin Bachinger/Pascal Meyer-Sautter: Musculus cricothyroideus, in: DocCheck Flexikon, o. D., https://flexikon.doccheck.com/de/Musculus_cricothyroideus (abgerufen am 11.05.2021d).

Antwerpes, Frank/Bettina Beutler: Plexus pulmonalis, in: DocCheck Flexikon, o. D., https://flexikon.doccheck.com/de/Plexus_pulmonalis (abgerufen am 21.04.2021).

Antwerpes, Frank/Max Bra/Aaron Weiß: Ganglion inferius, in: DocCheck Flexikon, o. D., https://flexikon.doccheck.com/de/Ganglion_inferius (abgerufen am 21.04.2021e).

Antwerpes, Frank/Vitali Bubb/Emrah Hircin: Vena jugularis interna, in: DocCheck Flexikon, o. D., https://flexikon.doccheck.com/de/Vena_jugularis_interna (abgerufen am 21.04.2021f).

Antwerpes, Frank/Philipp Buechner/Siyawasch Hosseini/Stud.med.dent. Sascha Alexander Bröse: Nucleus motorius nervi trigemini, in: DocCheck Flexikon, o. D., https://flexikon.doccheck.com/de/Nucleus_motorius_nervi_trigemini (abgerufen am 21.04.2021g).

Antwerpes, Frank/Anton-Martin Christof/Stud.med.dent. Sascha Alexander Bröse: Nucleus tractus solitarii, in: DocCheck Flexikon, o. D., https://flexikon.doccheck.com/de/Nucleus_tractus_solitarii (abgerufen am 21.04.2021h).

Antwerpes, Frank/Marvin Droste/Stud.med.dent. Sascha Alexander Bröse: Fissura petrotympanica, in: DocCheck Flexikon, o. D., https://flexikon.doccheck.com/de/Fissura_petrotympanica?utm_source=www.doccheck.flexikon&utm_medium=web&utm_campaign=DC%2BSearch (abgerufen am 21.04.2021i).

Antwerpes, Frank/Marvin Droste/Stud.med.dent. Sascha Alexander Bröse: Fissura petrotympanica, in: DocCheck Flexikon, o. D., https://flexikon.doccheck.com/de/Fissura_petrotympanica?utm_source=www.doccheck.flexikon&utm_medium=web&utm_campaign=DC%2BSearch (abgerufen am 11.05.2021j).

Antwerpes, Frank/Federico Heinz/Karin Auschner: Thoraxapertur, in: DocCheck Flexikon, o. D., https://flexikon.doccheck.com/de/Thoraxapertur (abgerufen am 21.04.2021k).

Antwerpes, Frank/Maxx Schuster/Rer. Nat. Hue-Tran Hornig-Do: Mitochondrium, in: DocCheck Flexikon, o. D., https://flexikon.doccheck.com/de/Mitochondrium (abgerufen am 11.05.2021l).

Antwerpes, Frank/Stud.med.dent. Sascha Alexander Bröse: Ganglion cervicale superius, in: DocCheck Flexikon, o. D., https://flexikon.doccheck.com/de/Ganglion_cervicale_superius (abgerufen am 21.04.2021a).

Antwerpes, Frank/Stud.med.dent. Sascha Alexander Bröse: Ganglion superius, in: DocCheck Flexikon, o. D., https://flexikon.doccheck.com/de/Ganglion_superius (abgerufen am 21.04.2021b).

Antwerpes, Frank/Stud.med.dent. Sascha Alexander Bröse: Truncus vagalis anterior, in: DocCheck Flexikon, o. D., https://flexikon.doccheck.com/de/Truncus_vagalis_anterior (abgerufen am 21.04.2021c).

Antwerpes, Frank/Sebastian Terner: Autonomes Nervensystem, in: DocCheck Flexikon, o. D., https://flexikon.doccheck.com/de/Autonomes_Nervensystem (abgerufen am 11.05.2021).

Aufklärung, Bundeszentrale Für Gesundheitliche: Binge-Eating-Störung, in: © Bundeszentrale für gesundheitliche Aufklärung (BZgA), 21.11.2018a, https://www.bzga-essstoerungen.de/was-sind-essstoerungen/arten/binge-eating-stoerung/?L=0#c179 (abgerufen am 13.05.2021).

Aufklärung, Bundeszentrale Für Gesundheitliche: Bulimie, in: © Bundeszentrale für gesundheitliche Aufklärung (BZgA), 21.11.2018b, https://www.bzga-essstoerungen.de/was-sind-essstoerungen/arten/bulimie/?L=0#c159 (abgerufen am 13.05.2021).

Aufklärung, Bundeszentrale Für Gesundheitliche: Magersucht, in: © Bundeszentrale für gesundheitliche Aufklärung (BZgA), 21.11.2018c, https://www.bzga-essstoerungen.de/was-sind-essstoerungen/arten/magersucht/?L=0 (abgerufen am 13.05.2021).

Buddhismus - Lexikon der Religionen: in: religion.ORF.at, o. D., https://religion.orf.at/v3/lexikon/stories/2595286/ (abgerufen am 11.05.2021).

Cholinerge Nervenzellen: in: Lexikon der Neurowissenschaft, o. D., https://www.spektrum.de/lexikon/neurowissenschaft/cholinerge-nervenzellen/2112 (abgerufen am 11.05.2021).

CSE Kraus und Straubinger, Klausenstr. 29, 84489 Burghausen, www.cse-online.de: Sinus occipitalis || Med-koM, in: medizin-kompakt, o. D., https://www.medizin-kompakt.de/sinus-occipitalis (abgerufen am 21.04.2021).

Definition & Einteilung » Tinnitus » Krankheiten » HNO-Ärzte-im-Netz »: in: HNO Ärzte im Netz, o. D., https://www.hno-aerzte-im-netz.de/krankheiten/tinnitus/definition-einteilung.html (abgerufen am 13.05.2021).

Depressor nerve: in: TheFreeDictionary.com, o. D., https://www.thefreedictionary.com/depressor+nerve (abgerufen am 11.05.2021).

Diabetes – was ist das eigentlich? | Deutsche Diabetes Stiftung: in: Deutsche Diabetes Stiftung, o. D., https://www.diabetesstiftung.de/diabetes-was-ist-das-eigentlich (abgerufen am 13.05.2021).

DocCheck Medical Services GmbH: Canaliculus mastoideus, in: DocCheck Flexikon, o. D., https://flexikon.doccheck.com/de/Canaliculus_mastoideus (abgerufen am 21.04.2021a).

DocCheck Medical Services GmbH: Canaliculus mastoideus, in: DocCheck Flexikon, o. D., https://flexikon.doccheck.com/de/Canaliculus_mastoideus (abgerufen am 11.05.2021b).

DocCheck Medical Services GmbH: Rami pericardiaci aortae, in: DocCheck Flexikon, o. D., https://flexikon.doccheck.com/de/Rami_pericardiaci_aortae (abgerufen am 21.04.2021c).

Dysbiose : Definition und Symptome: in: taramax, 23.12.2017, https://www.taramax.de/krankheiten/krankheiten-von-a-z/d/dysbiose/definition-und-symptome/ (abgerufen am 11.05.2021).

Elektrokrampftherapie / Elektrokonvulsionstherapie / EKT: in: medizin-wissen-online, o. D., https://www.medizin-wissen-online.de/index.php/psychiatrie-menue/335-elektrokrampftherapie-ekt (abgerufen am 11.05.2021).

Essstörungen: in: Bundesgesundheitsministerium, o. D., https://www.bundesgesundheitsministerium.de/service/begriffe-von-a-z/e/essstoerungen.html (abgerufen am 13.05.2021).

Fibromyalgie: in: Deutsche Rheuma-Liga Bundesverband e. V., 18.03.2021, https://www.rheuma-liga.de/rheuma/krankheitsbilder/fibromyalgie (abgerufen am 13.05.2021).

Fink, Bijan/Frank Antwerpes/T Beutel: Nucleus spinalis nervi trigemini, in: DocCheck Flexikon, o. D., https://flexikon.doccheck.com/de/Nucleus_spinalis_nervi_trigemini (abgerufen am 11.05.2021).

Gesundheit.de: Kopfschmerzen – Ursachen & Behandlung, in: Gesundheit.de, 13.10.2020, https://www.gesundheit.de/krankheiten/schmerz/kopfschmerzen/kopfschmerzen-ursachen-behandlung-vorbeugung (abgerufen am 13.05.2021).

Gesundheitswissen, Redaktionsteam: Cannabidiol (CBD): Definition, Wirkung & Anwendung, in: Gesundheitswissen, 22.04.2021, https://www.gesundheitswissen.de/heilpflanzen/heilpflanzen-seelisches-wohlbefinden/cannabidiol-cbd-definition-wirkung-anwendung/ (abgerufen am 11.05.2021).

Gutmann, Juliane: Allergien: Definition, Symptome, Therapie, in: Apotheken-Umschau, 14.09.2018, https://www.apotheken-umschau.de/krankheiten-symptome/allergien/allergien-definition-symptome-therapie-735251.html (abgerufen am 12.05.2021).

Habben, Marie/Frank Antwerpes/Markus Ternes/Hans-Ulrich Sarnighausen: Foramen jugulare, in: DocCheck Flexikon, o. D., https://flexikon.doccheck.com/de/Foramen_jugulare (abgerufen am 21.04.2021).

Herzfrequenzvariabilitätsanalyse : Definition: in: taramax, 06.11.2017, https://www.taramax.de/gesund-werden/diagnostikmethoden-von-a-z/h/herzfrequenzvariabilitaetsanalyse/definition/ (abgerufen am 11.05.2021).

Herzkrankheiten - Ursachen, Symptome & Behandlung | MedLexi.de: in: medlexi, o. D., https://medlexi.de/Herzkrankheiten (abgerufen am 13.05.2021).

Hinduismus - Lexikon der Religionen: in: religion.ORF.at, o. D., https://religion.orf.at/v3/lexikon/stories/2566499/ (abgerufen am 11.05.2021).

Hircin, Emrah/Frank Antwerpes/Claudia Bader/Stud.med.dent. Sascha Alexander Bröse: Mediastinum, in: DocCheck Flexikon, o. D., https://flexikon.doccheck.com/de/Mediastinum (abgerufen am 11.05.2021a).

Hircin, Emrah/Frank Antwerpes/O. Michel/Emrah Hircin: Arteria carotis communis, in: DocCheck Flexikon, o. D., https://flexikon.doccheck.com/de/Arteria_carotis_communis (abgerufen am 21.04.2021b).

Hircin, Emrah/Frank Antwerpes/O. Michel/Emrah Hircin: Arteria carotis communis, in: DocCheck Flexikon, o. D., https://flexikon.doccheck.com/de/Arteria_carotis_communis (abgerufen am 11.05.2021c).

Hircin, Emrah/Melanie Maria Theresa Brüßeler/Davide Rosolen/Frank Antwerpes: Nervus accessorius, in: DocCheck Flexikon, o. D., https://flexikon.doccheck.com/de/Nervus_accessorius (abgerufen am 21.04.2021d).

Högemann, Astrid/Frank Antwerpes/Med. Martin Wedig: Nervus glossopharyngeus, in: DocCheck Flexikon, o. D., https://flexikon.doccheck.com/de/Nervus_glossopharyngeus (abgerufen am 21.04.2021a).

Högemann, Astrid/Matthias Schmidt/Frank Antwerpes/Stud.med.dent. Sascha Alexander Bröse: Limbisches System, in: DocCheck Flexikon, o. D., https://flexikon.doccheck.com/de/Limbisches_System (abgerufen am 21.04.2021b).

Koenitz, A./Frank Antwerpes/Maxx Schuster/Stud.med.dent. Sascha Alexander Bröse: Hypothalamus, in: DocCheck Flexikon, o. D., https://flexikon.doccheck.com/de/Hypothalamus (abgerufen am 11.05.2021).

Köhler, Thomas: Serotonin, serotonerges System – Dorsch - Lexikon der Psychologie, in: dorsch.hogrefe, 2020, https://dorsch.hogrefe.com/stichwort/serotonin-serotonerges-system (abgerufen am 11.05.2021).

Komplex Regionales Schmerzsyndrom (CRPS): in: Schmerzgesellschaft, o. D., https://www.schmerzgesellschaft.de/topnavi/patienteninformationen/schmerzerkrankungen/komplex-regionales-schmerzsyndrom-crps (abgerufen am 13.05.2021).

Manus, Irmela: Wechseljahre: Beginn, Symptome, Hilfe bei Beschwerden, in: Apotheken-Umschau, 24.04.2018, https://www.apotheken-umschau.de/krankheiten-symptome/erkrankungen-der-weiblichen-geschlechtsorgane/wechseljahre-beginn-symptome-hilfe-bei-beschwerden-736281.html (abgerufen am 13.05.2021).

Mayer, Katharina: Vagusnerv für Einsteiger: Der Selbstheilungsnerv: Ängste überwinden, innere Blockaden lösen und innere Ruhe finden, 1. Aufl., 2019, https://content-select.com/media/moz_viewer/5e5e4a2f-1820-4b23-a46a-6359b0dd2d03/language:de.

Messner, Patrick/Dipl.-Biol. Timo Freyer: Proinflammatorisch, in: DocCheck Flexikon, o. D., https://flexikon.doccheck.com/de/Proinflammatorisch (abgerufen am 11.05.2021).

Migräne: Ursachen - www.neurologen-und-psychiater-im-netz.org: in: Neurologen und Psychiater im Netz, o. D., https://www.neurologen-und-psychiater-im-netz.org/neurologie/erkrankungen/migraene/ursachen/ (abgerufen am 13.05.2021).

Nervus vagus - Aufbau, Funktion & Krankheiten | MedLexi.de: in: medlexi, o. D., https://medlexi.de/Nervus_vagus#Anatomie_.26_Aufbau (abgerufen am 21.04.2021).

Nicolay, Nils: Noradrenerg, in: DocCheck Flexikon, o. D., https://flexikon.doccheck.com/de/Noradrenerg (abgerufen am 11.05.2021).

Nicolay, Nils/Frank Antwerpes/Felix Maximilian Blümel/Nils Nicolay: Hiatus oesophageus, in: DocCheck Flexikon, o. D., https://flexikon.doccheck.com/de/Hiatus_oesophageus (abgerufen am 21.04.2021a).

Nicolay, Nils/Frank Antwerpes/Anton Schlichte/Leonie Elisabeth Meier: Sympathikus, in: DocCheck Flexikon, o. D., https://flexikon.doccheck.com/de/Sympathikus (abgerufen am 11.05.2021b).

Prinz, Dominic/Frank Antwerpes/Dominic Prinz: Sinus transversus, in: DocCheck Flexikon, o. D., https://flexikon.doccheck.com/de/Sinus_transversus (abgerufen am 11.05.2021).

Psychische Störung: in: Lexikon der Psychologie, o. D., https://www.spektrum.de/lexikon/psychologie/psychische-stoerung/12025 (abgerufen am 13.05.2021).

Rheumatoide Arthritis: in: Deutsche Rheuma-Liga Bundesverband e. V., 04.05.2021, https://www.rheuma-liga.de/rheuma/krankheitsbilder/rheumatoide-arthritis (abgerufen am 13.05.2021).

Schädel-Hirnverletzungen: in: dgnc, o. D., https://www.dgnc.de/gesellschaft/fuer-patienten/schaedel-hirnverletzungen/ (abgerufen am 13.05.2021).

Silverthorn, Dee: Physiologie. Die komplette Physiologie des Menschen in integrativer Darstellung (Pearson Studium - Medizin), 4., aktualisierte, München, Deutschland: Pearson Studium, 2009.

Sinus transversus - Aufbau, Funktion & Krankheiten | MedLexi.de: in: medlexi, o. D., https://medlexi.de/Sinus_transversus (abgerufen am 21.04.2021).

Sucht - Lexikon der Psychologie | Psychomeda: in: Psychomedia, o. D., https://www.psychomeda.de/lexikon/sucht.html (abgerufen am 13.05.2021).

Taoismus: in: Lexikon der Psychologie, o. D., https://www.spektrum.de/lexikon/psychologie/taoismus/15294 (abgerufen am 11.05.2021).

Unterschied zwischen Stimmungsstörungen und Persönlichkeitsstörungen / Psychologie: in: Der Unterschied zwischen ähnlichen Objekten und Begriffen., o. D., https://www.sawakinome.com/articles/psychology/difference-between-mood-disorders-and-personality-disorders.html (abgerufen am 13.05.2021).

Vegetatives Nervensystem: in: Lexikon der Neurowissenschaft, o. D., https://www.spektrum.de/lexikon/neurowissenschaft/vegetatives-nervensystem/13542 (abgerufen am 20.04.2021).

Verdauungssystem - Aufbau, Funktion & Krankheiten | MedLexi.de: in: medlexi, o. D., https://medlexi.de/Verdauungssystem (abgerufen am 13.05.2021).

Was ist Autismus? in: Bundesverband Autismus Deutschland e.V., o. D., https://www.autismus.de/was-ist-autismus.html (abgerufen am 12.05.2021).

Was ist Krebs? in: Krebshilfe, 03.03.2021, https://www.krebshilfe.de/informieren/ueber-krebs/was-ist-krebs/ (abgerufen am 13.05.2021).

Was ist Multiple Sklerose? in: DMSG - Deutsche Multiple Sklerose Gesellschaft Bundesverband e.V., 01.04.2021, https://www.dmsg.de/multiple-sklerose-infos/was-ist-ms/ (abgerufen am 13.05.2021).

Westphalen, Georg Graf/Frank Antwerpes/Manuel Davari Dolat-Abadi/Med. Norbert Ostendorf: Tumornekrosefaktor, in: DocCheck Flexikon, o. D., https://flexikon.doccheck.com/de/Tumornekrosefaktor (abgerufen am 11.05.2021a).

Westphalen, Georg Graf/Maxx Schuster/Frank Antwerpes/Felix Schierholz: Parasympathikus, in: DocCheck Flexikon, o. D., https://flexikon.doccheck.com/de/Parasympathikus (abgerufen am 11.05.2021b).

Wildbolz, Barbara: Der Nervus vagus – unser Ruhe-Nerv: und seine Bedeutung in der Craniosacral-Therapie, Diplomarbeit, Osteopathie, Deutschland: Schule für Craniosacrale Osteopathie Rudolf Merkel, 2014.

Wunder vegetatives Nervensystem: in: Sein.de, 01.07.2005, https://www.sein.de/wunder-vegetatives-nervensystem/ (abgerufen am 11.05.2021).

Wir danken Ihnen für Ihr Interesse und Ihr Vertrauen. Als Dankeschön dafür, haben wir eine besondere Überraschung. Sie möchte innere und äußere Balance erlangen? Dann haben wir genau das richtige für Sie: **Einen Guide zur inneren & äußeren Balance**. Das Beste: Sie erhalten diese vollkommen kostenlos. Das klingt wunderbar? Dann warten Sie nicht lange und holen Sie sich Ihr Gratis-Geschenk.

Hier geht es zu Ihrem Gratis-Geschenk:

https://forms.gle/mDuLAyX7FPWiYuwK7

1. **Öffnen Sie die Kamera-App auf Ihrem Smartphone und richten Sie die Kamera auf den QR-Code.**
2. **Klicken Sie auf den Link, der Ihnen angezeigt wird und schon werden Sie zur Website weitergeleitet.**

Impressum

Herausgeber: Orbita Media Verlag GmbH & Co. KG / Ericusspitze 4 / 20457 Hamburg
Kontakt: kontakt@empireofbooks.de
Website: https://empireofbooks.de
Coverbild: Shutterstock

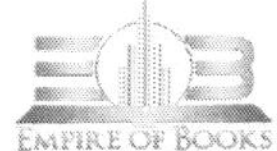

Haftungsausschluss:
Die Nutzung dieses Buches und die Umsetzung der enthaltenen Informationen, Anleitungen und Strategien erfolgt auf eigenes Risiko. Der Autor kann für etwaige Schäden jeglicher Art aus keinem Rechtsgrund eine Haftung übernehmen. Haftungsansprüche gegen den Autor für Schäden materieller oder ideeller Art, die durch die Nutzung oder Nichtnutzung der Informationen bzw. durch die Nutzung fehlerhafter und/oder unvollständiger Informationen verursacht wurden, sind grundsätzlich ausgeschlossen. Rechts- und Schadenersatzansprüche sind daher ausgeschlossen. Dieses Werk wurde sorgfältig erarbeitet und niedergeschrieben. Der Autor übernimmt jedoch keinerlei Gewähr für die Aktualität, Vollständigkeit und Qualität der Informationen. Druckfehler und Falschinformationen können nicht vollständig ausgeschlossen werden. Es kann keine juristische Verantwortung sowie Haftung in irgendeiner Form für fehlerhafte Angaben vom Autor übernommen werden. Die bereitgestellten Analysen, Vorschläge, Ideen, Meinungen, Kommentare und Texte sind ausschließlich zur Information bestimmt und können ein individuelles Beratungsgespräch nicht ersetzen. Alle Informationen dieses Buches entsprechen dem Kenntnisstand zum Zeitpunkt des Verfassens dieses Buches. Eine Haftung für mittelbare und unmittelbare Folgen aus den Informationen dieses Buches ist somit ausgeschlossen.
Informieren Sie sich weitläufig aus unterschiedlichen Quellen und bedenken Sie, dass am Ende nur Sie für die Entscheidungen verantwortlich sind.

Haftung für externe Links:
Unser Angebot enthält Links zu externen Websites Dritter, auf deren Inhalte wir keinen Einfluss haben. Deshalb können wir für diese fremden Inhalte auch keine Gewähr übernehmen. Für die Inhalte der verlinkten Seiten ist stets der jeweilige Anbieter oder Betreiber der Seiten verantwortlich. Die verlinkten Seiten wurden zum Zeitpunkt der Verlinkung auf mögliche Rechtsverstöße überprüft. Rechtswidrige Inhalte waren zum Zeit-punkt der Verlinkung nicht erkennbar.

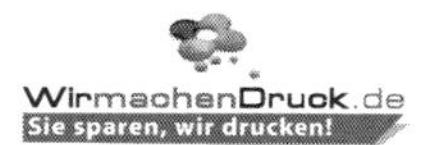